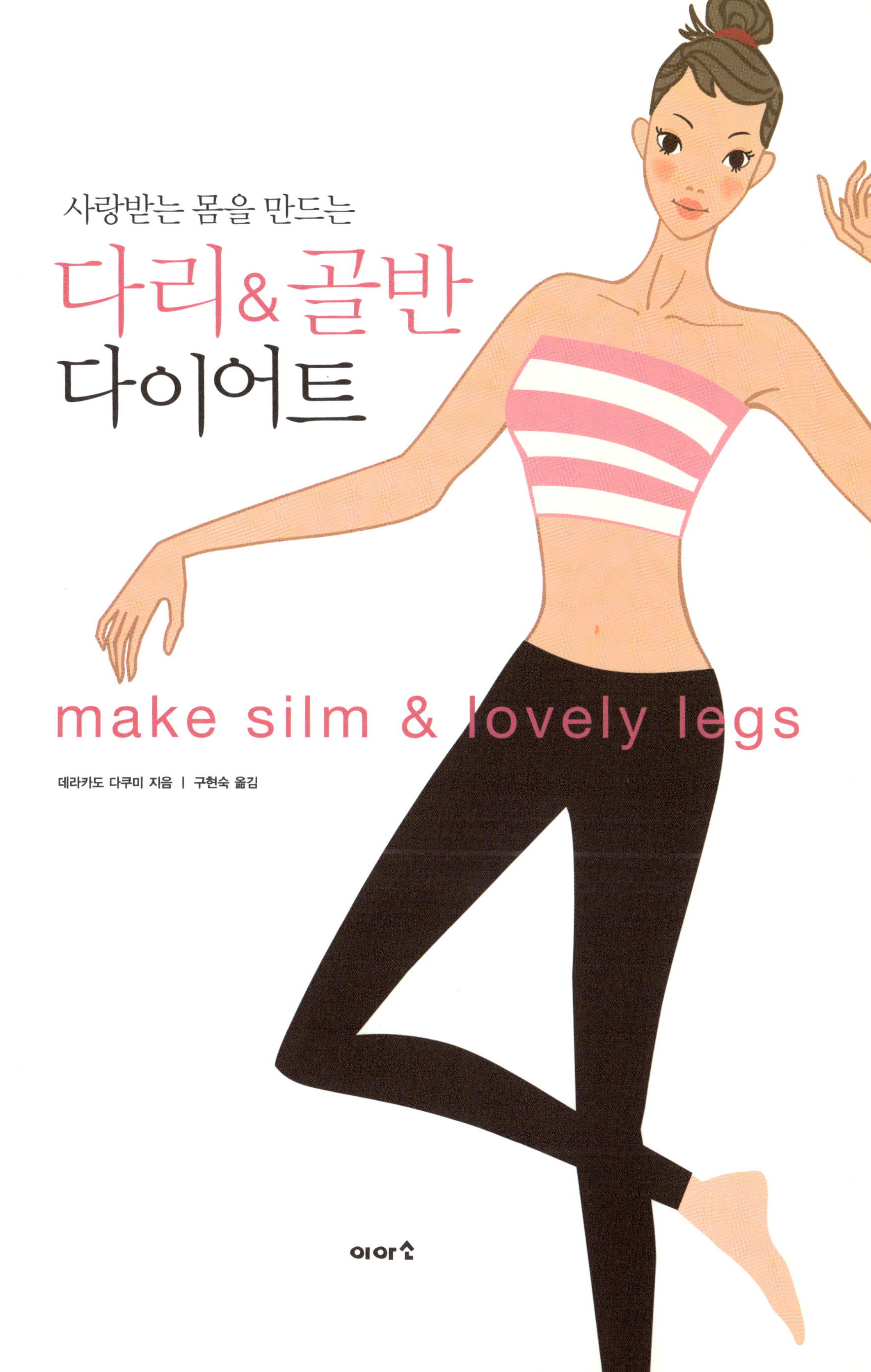

사랑받는 몸을 만드는
다리&골반
다이어트
make silm & lovely legs
데라카도 다쿠미 지음 | 구현숙 옮김
이아소

날씬하고 예뻐지는 비밀, 골반에 있다!

항상 입던 청바지인데 갑자기 끼는 것 같다.
오늘따라 유난히 얼굴이 부어 보인다.
화장이 잘 안 받는다.
몸이 무겁고 까닭없이 졸리다.

이런 현상은 골반의 개폐 운동이 원활하지 못하고,
관절이 유연하게 움직이지 못해서 발생한다. 생기 있고 탱탱한 얼굴,
매력적인 다리, 날씬하면서도 탄력 있는 몸은 골반과 밀접한 관계가 있다.

상반신은 괜찮은데, 하반신이 통통하다.
허벅지와 뱃살이 신경 쓰인다.
다리는 날씬한데, 몸매가 전체적으로 섹시하지 않다.
언제나 조바심이 나고 신경이 예민해져 있는 것 같다…….

이런 고민을 하고 있다면 골반이 뒤틀려 있지는 않은지 의심해볼 필요가 있다.
골반이 뒤틀려 있을 때 흔히 다음과 같은 경험을 하게 된다.

1 신발 굽이 한쪽만 빨리 닳는다

신발 굽이 유난히 한쪽만 빨리 닳는 사람이 있다. 흔히 생각하듯 다리의 길이가
달라서 그런 것이 아니다. 골반의 좌우 균형이 어긋나 있기 때문이다.
자신의 발소리를 잘 들어보면 좌우 발소리가 다른 것을 알 수 있다.
이런 사람은 골반의 개폐 운동을 도와주고
좌우의 차이를 개선시켜주는 체조를 통해서 뒤틀린 골반을 바로잡자!

2 버스나 지하철에서 조는 바람에 정류장을 지나치곤 한다

이런 당신은 골반이 벌어졌을 가능성이 높다. 잠자리에 들기 전에
'골반 열기 체조'를 하고, 아침에 일어나면 '골반 닫기 체조'를 해주어
골반을 열고 닫는 리듬을 찾아주자!

3 졸린데도 잠이 잘 오지 않는다

골반의 상태는 수면에도 영향을 준다. 골반이 지나치게 닫혀 있으면
졸려도 뒤척이게 된다. 이럴 때는 골반을 완화시켜주는 '골반 열기 체조'를 해서
수면 부족을 해결하자! 골반 체조는 생리불순이나 냉증,
어깨 결림, 두통 등에만 효과가 있는 것이 아니다!
허벅지가 날씬해지고, 두 팔의 근육을 조여주며,
머리가 맑아지고, 피부가 매끈해지는 효과가 있다.

자, 당신도 골반을 바로잡고 몸과 마음을 유연하게 만들어
인생과 몸매를 멋지게 바꿔보자!

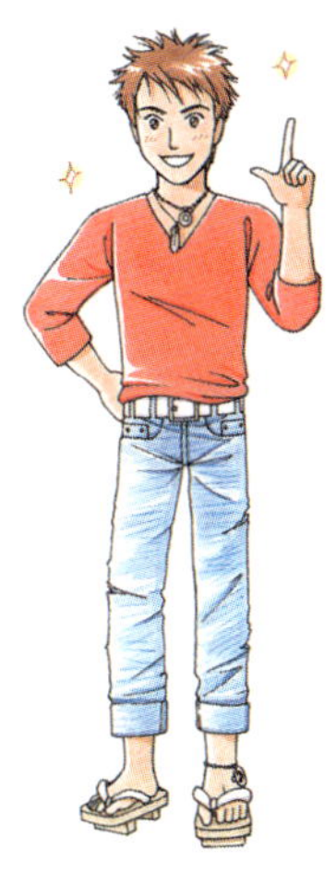

차례

골반 다이어트를 할 때의 주의점

1

체조를 할 때는
두께가 5밀리미터 정도인
매트를 깔고 한다.

2

요가 매트 등을
활용해도 좋다.

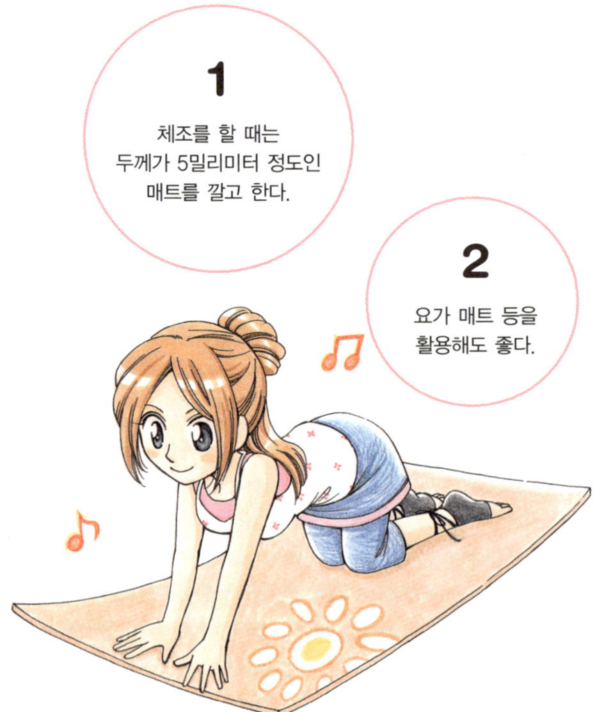

1

사랑에 빠지고 싶다면
골반 다이어트를 시작하자!

이 책은 당신이 아름다운 몸매를 가질 수 있도록 도와줄 것이다.
지금까지 이런저런 다이어트를 하면서
"다이어트로 살을 뺀다는 건 다 거짓말이야!"라고 외쳐본 적은 없는가?
골반 다이어트는 '골반 체조'를 통해서 겉으로는 보이지 않는 골반의 틀어짐을 바로잡아준다.
이상적인 몸매를 만드는 데 필수라는 것, 잊지 말자.

자신의 골반 상태를 안다 ❘ 골반의 구조를 안다 ❘ 변형된 몸을 바로잡는다 ❘ 골반 체조를 한다
이상적인 몸매를 유지한다 ❘ 주위 사람들에게 주목을 받는다

이것이 기분 좋은 골반 다이어트의 사이클이다. 당신도 한번 체험해보기 바란다!

날씬해지려면
골반부터 진단하자!

우선 당신의 골반이 어떤 상태인지 진단해보자. 골반과 다리의 움직임을 보면 골반 상태를 알 수 있다. 골반의 상태와 고관절의 유연성을 확인하기 위해 골반과 이어진 '다리' 가 어떻게 움직이는지를 살펴보자.

당신은 다음에 나오는 '무릎 벌리기' 와 '다리 접어 뒤로 눕기' 중에서 어느 자세가 편한가?

⋮ 무릎 벌리기 ⋮

위를 보고 누워서, 발바닥을 마주 대고 양 무릎이 바깥쪽을 향하도록 벌린다. 이때 무릎이 바닥에서 떨어지지 않도록 주의한다.
이 자세를 1분간 유지할 수 있는가?

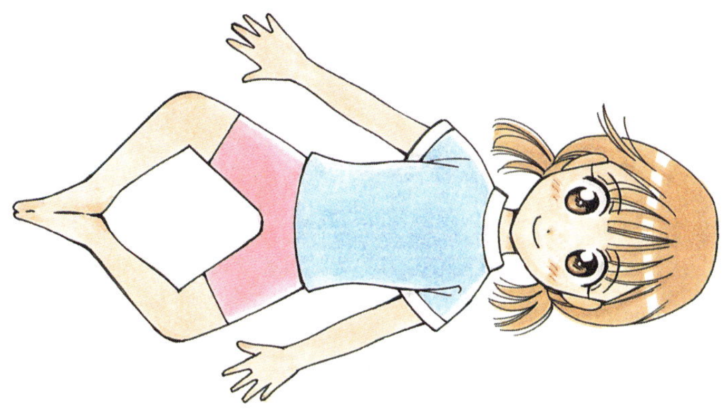

'무릎 벌리기'와 '다리 접어 뒤로 눕기' 자세를 만들 때는 무릎이 바닥에서 떨어지지 않도록 해야 한다. 자세가 바르지 않으면 골반 상태를 정확히 알 수 없으므로 주의한다.

:: 다리 접어 뒤로 눕기 ::

위를 보고 누운 다음 다리를 M자로 접는다.
이때 무릎이 바닥에서 떨어지지 않도록 주의한다. 무릎은 가능한 한 모으고, 발뒤꿈치를 허리에 가까이 붙인다. 이 자세를 1분간 유지한다.

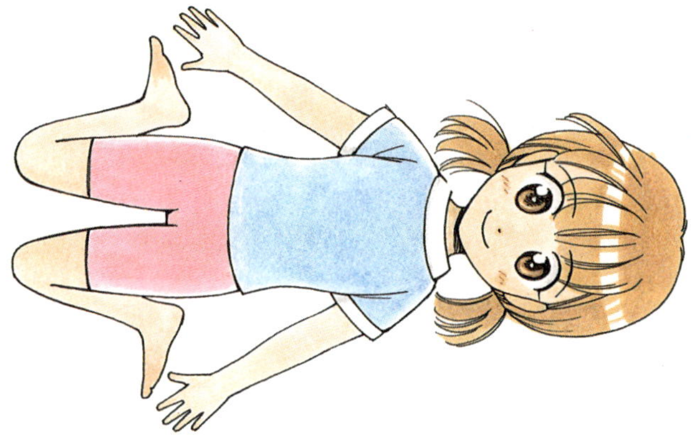

POINT

환상적인 S라인 만들기
골반이 유연하게 움직이고 고관절이 부드러우면, 몸의 상태가 좋아지고 몸매가 아름다워진다!

나는 어떤
골반 유형에 속할까?

'무릎 벌리기'와 '다리 접어 뒤로 눕기' 중에 어느 쪽이 편한가?

　두 자세 중에서 취하기 어려운 자세가 있다면, 평소에 그쪽의 고관절을 잘 움직이지 않는다는 뜻이다. 다시 말해서 자주 움직이지 않은 탓에 경직되어 있는 것이다. 경직된 부위에는 군살이 붙기 쉬우므로 각별히 주의해야 한다. 자신의 골반 유형을 알고 거기에 맞는 골반 체조를 하면, 아름답고 건강한 몸매를 만들 수 있다.

∷ 무릎 벌리기가 편하다면 벌어진 골반 ∷

바깥쪽으로 벌리는 것이 편한 사람은 골반이 벌어진 상태다. 무릎을 벌린 상태일 때, 몸의 힘을 빼는 유형이다. 골반이 벌어진 사람은 엉덩이가 펑퍼짐하게 퍼져 있고, 배가 볼록 튀어나오기 쉽다. 섭취량에 비해 배설 기능이 약하고, 냉증인 사람이 많다. 상반신에 비해 하반신이 통통한 체형으로, 의자에 앉았을 때에 무릎이 벌어지는 경우가 많다.

몸무게가 조금 늘었나 싶으면 이미
배 주위에 살이 통통하게 올라 있는 상황이
벌어지지 않도록 주의하자!
→ 골반 닫기 체조를 추천한다. 85쪽~

∷ 다리 접어 뒤로 눕기가 편하다면 닫힌 골반 ∷

안쪽으로 닫는 동작이 편한 사람은 골반이 닫힌 상태다. 다리가 길고 늘씬하며, 허벅지 안쪽에 살이 별로 없는 X형 다리가 많다. 생리적 배설은 원활하지만, 골반이 지나치게 닫혀 있어서 소화기의 활동에 지장을 주어 변비가 생기기 쉽다. 엉덩이가 탄력 있게 올라가서 맵시 있지만, 땀을 잘 배출하지 못하고 좀처럼 깊이 잠들지 못한다. 더불어 초조함을 느끼는 경우가 많다.

짧은 시간이라도 천천히 숙면을 취할 수 있도록 골반을
열어주는 체조를 하자!
→ 골반 열기 체조를 추천한다. 101쪽~

두 자세 모두 힘든 사람은 골반이 굳어 있는 상태다. 고관절이 원활하게 움직이지 않아서 걸을 때는 무릎 아래만 움직이는 경우도 있다. 특히 서른 살이 넘으면 운동 부족으로 고관절이 점점 더 녹이 슬게 된다. 그대로 방치하면 피부가 거칠어지고 얼굴이 붓고 피하지방이 쌓이는 등 무서운 결과를 초래할 수 있다.

골반 닫기 체조, 골반 열기 체조를 통해 몸과 마음을 유연하게 만들자!
→ 골반 닫기 체조 85쪽~ · 골반 열기 체조 101쪽~

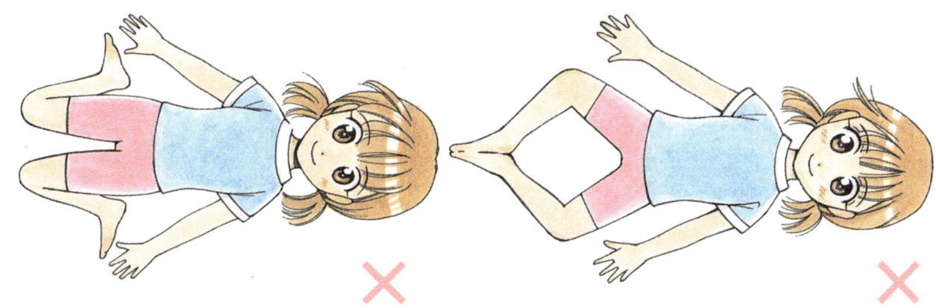

:: 무릎 벌리기·다리 접어 뒤로 눕기 모두 편하다면 **중립 골반** ::

두 동작 모두 원활하게 취할 수 있는 사람은 중립 상태다. 고관절이 유연하게 움직이기 때문에 몸의 전체적인 움직임이 자연스럽고, 다리도 날씬하다. 몸을 자유롭게 움직일 수 있어 마음이 여유롭고 쉽게 피로를 느끼지 않으므로 사고도 유연해진다. 그야말로 이상적인 몸매다. 그러나 게으름을 피우면 몸과 마음이 금방 굳어질 수 있다.

매일 꾸준히 노력하여 지금의 상태를 유지하도록 하자!
→ 골반 닫기 체조 85쪽~ · 골반 열기 체조 101쪽~

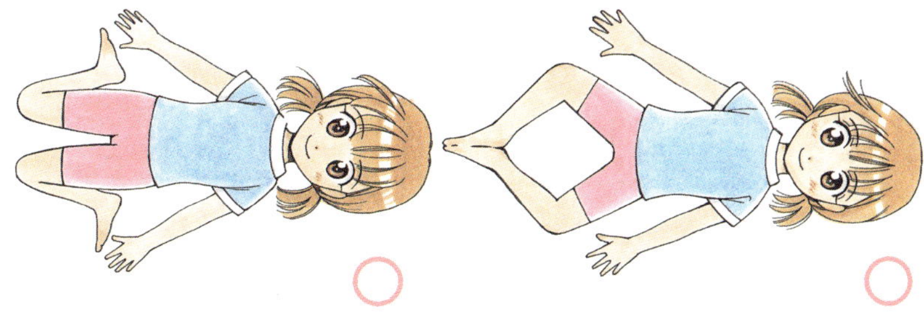

POINT

환상적인 S라인 만들기
'무릎 벌리기', '다리 접어 뒤로 눕기' 두 자세 모두 어려움 없이 할 수 있게 되면 다리가 날씬해진다. 매일 1분씩 꾸준히 해서 몸을 유연하게 만들자.

골반이 유연해야
군살이 붙지 않는다

골반은 몸의 중심에 있는 대단히 중요한 뼈다. 그 소중한 부분이 휘거나 비틀어지면 몸에 이상이 발생한다.

특히 여성은 이상 증상을 금방 알 수 있다. 피부가 거칠어지고 생리통이나 얼굴과 다리가 붓는 증상이 발생한다. 또 골반이 틀어져 있으면 장기가 아래로 처져 배가 나오거나 대퇴부가 늘어지기도 한다.

골반은 항상 바른 위치를 유지하면서 원활하게 움직이는 것이 이상적이다.

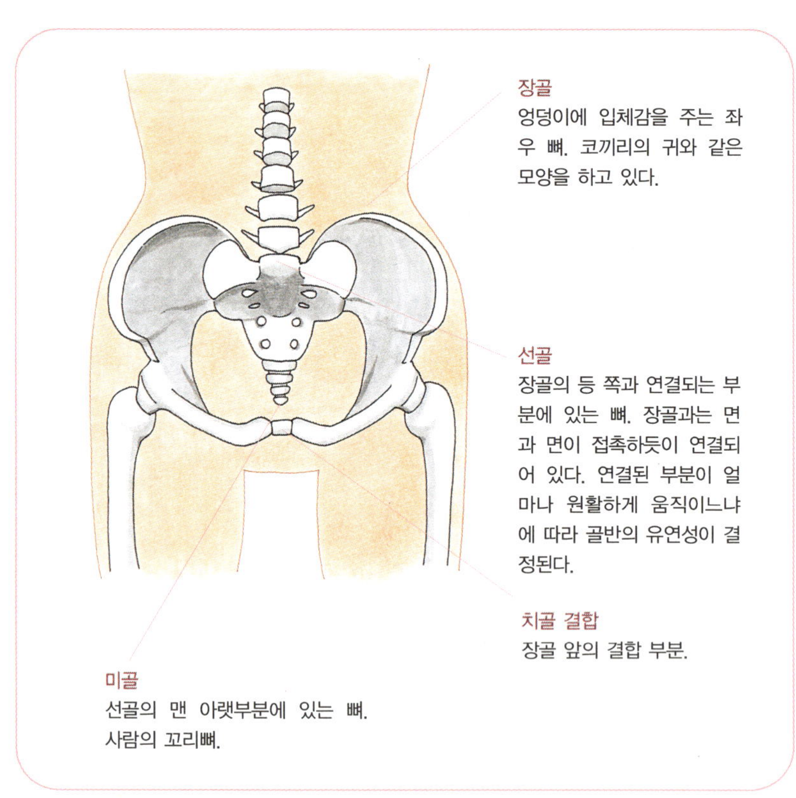

골반이 열려 있을 때와 닫혀 있을 때는 어떤 차이가 있는지 알아보자.

:: 골반이 열려 있는 상태 ::

장골이 아래로 늘어지고, 치골 결합이 밀려 올라간다. 야구에서 외야수나 내야수가 날아온 공을 잡을 때의 손 모양과 같은 형태가 된다. 골반 안의 공간이 넓어지므로 자연스럽게 골반에 둘러싸인 내장이 편안해진다. 척추 완곡의 각도가 완만하고 엉덩이는 납작해진다. 눈꺼풀이 점점 아래로 내려오고 졸음이 밀려들 때의 골반이다.

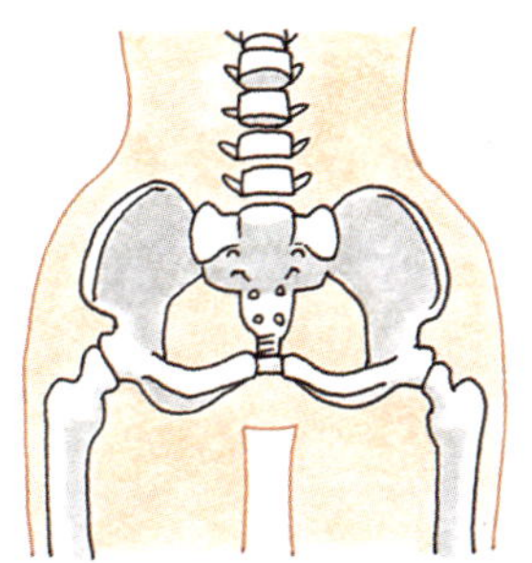

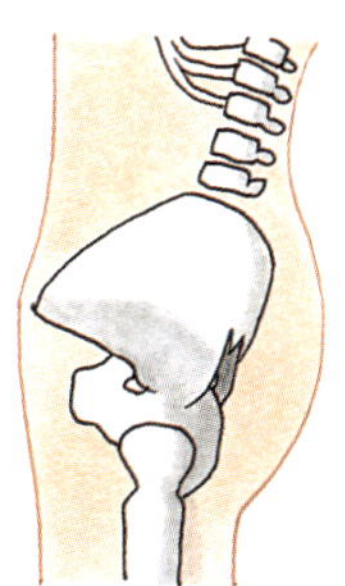

:: 골반이 닫혀 있는 상태 ::

장골이 등 뒤쪽으로 솟아 올라가고, 골반 안의 공간이 좁아진다. 척추가 아름다운 S자 모양으로 활처럼 휘고, 선골의 돌출한 부분은 튀어나온다. 골반이 닫히면 선골이 바닥에 닿아서 편안하지가 않기 때문에 자연히 선잠을 자게 된다. 골반 안의 공간이 좁아져서, 밤에 넓어진 대장이나 방광에 쌓인 배설물이 눌리게 된다.

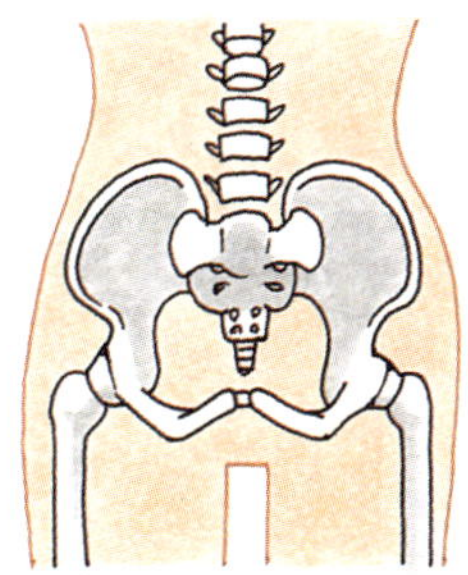

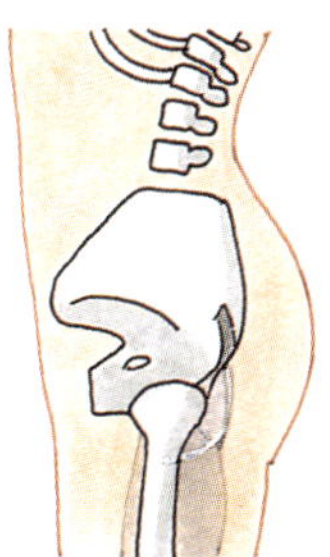

POINT

환상적인 S라인 만들기
골반이 열려 있을 때와 닫혀 있을 때의 상태를 몸으로 느낄 수 있다면 이상적이다!

골반의 리듬을 알면
몸이 가벼워진다

하루에 아침이 있고 저녁이 있듯이, 골반도 잠을 자기도 하고 깨어나기도 한다.

아침이 되면 골반은 닫히고, 선골과 미골이 뒤로 밀려 올라가면 잠에서 깨어나게 된다. 오후가 되면 골반은 조금씩 열리고, 날이 어두워짐에 따라 선골이나 미골은 내려간다. 그러면 자연스럽게 눈을 뜨고 있을 수 없는 상태가 되어 잠이 든다.

골반은 12시간에 걸쳐 천천히 닫히고, 아침에 정점을 맞이한다. 그리고 날이 어두워져 밤이 되면 다시 열린다. 이 개폐 운동이 원활하게 이루어지면 숙면을 취할 수 있고, 아침에도 개운하게 일어날 수 있다. 따라서 몸과 마음이 상쾌하고 활기찬 하루를 보낼 수 있다.

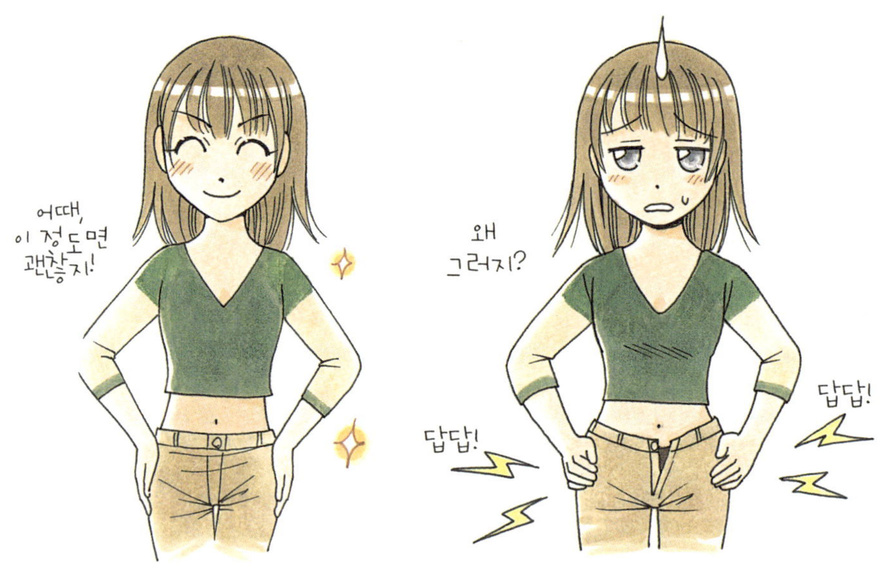

살찌지 않는 몸의 비밀,
골반에 있다

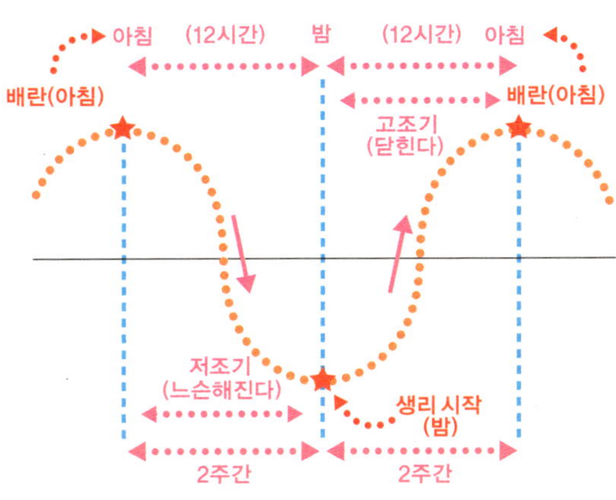

인간의 몸은 달과 같이 28일 주기로 변화한다.

　개인마다 다소 리듬의 차이가 있지만, 월경과 배란을 축으로 하여 골반은 약 2주일 동안 서서히 열리고, 다시 약 2주일에 걸쳐 서서히 닫힌다. 온몸의 뼈도 그 주기에 맞춰 연동하여 움직인다.

　누구나 '내부에서 작용하기 쉬운 닫힌 시기'와 '외부에서 작용하기 쉬운 열린 시기'가 있다. 하루 중에 아침은 골반이 닫혀 있기 때문에 청바지를 가볍게 입을 수 있으며, 엉덩이 선도 아름답고 탄력이 있다. 그러다 오후가 되면 청바지가 답답하게 느껴지고 브래지어의 아랫부분이 꽉 조이는 것 같다. 이것은 28일 주기일 때에도 마찬가지다. 골반은 2주일에 걸쳐 서서히 닫히다가 정점에서 배란을 하고, 다시 2주일에 걸쳐 서서히 열리다가 최대한 열렸을 때 생리를 한다. 이 개폐 운동이 순조롭게 진행되지 않으면, 몸에 문제가 발생한다.

　골반이 열린 사람은 몸 전체가 이완된 상태이므로 군살이 붙기 쉽다. 반면 골반이 닫힌 사람은 항상 몸이 긴장된 상태이기 때문에 수면 부족에 시달린다.

　매력적인 몸매를 갖고 싶다면 골반 체조를 통해 몸의 균형을 잡아보자.

POINT

환상적인 S라인 만들기
골반의 개폐 운동의 리듬을 알고 체조를 하면 온몸이 유연해진다!

발 흔들기로
골반 상태를 테스트하자

앞에서 살펴본 대로 골반은 28일 주기로 변화를 겪고 하루 중에도 그 상태가 달라진
다. 당신의 골반이 어떤 상태인지 알고 싶다면 다음에 나오는 체조를 해보자. 오늘의
골반 상태를 알면 자신에게 적합한 체조가 무엇인지 알 수 있다.

발 좌우 흔들기 운동

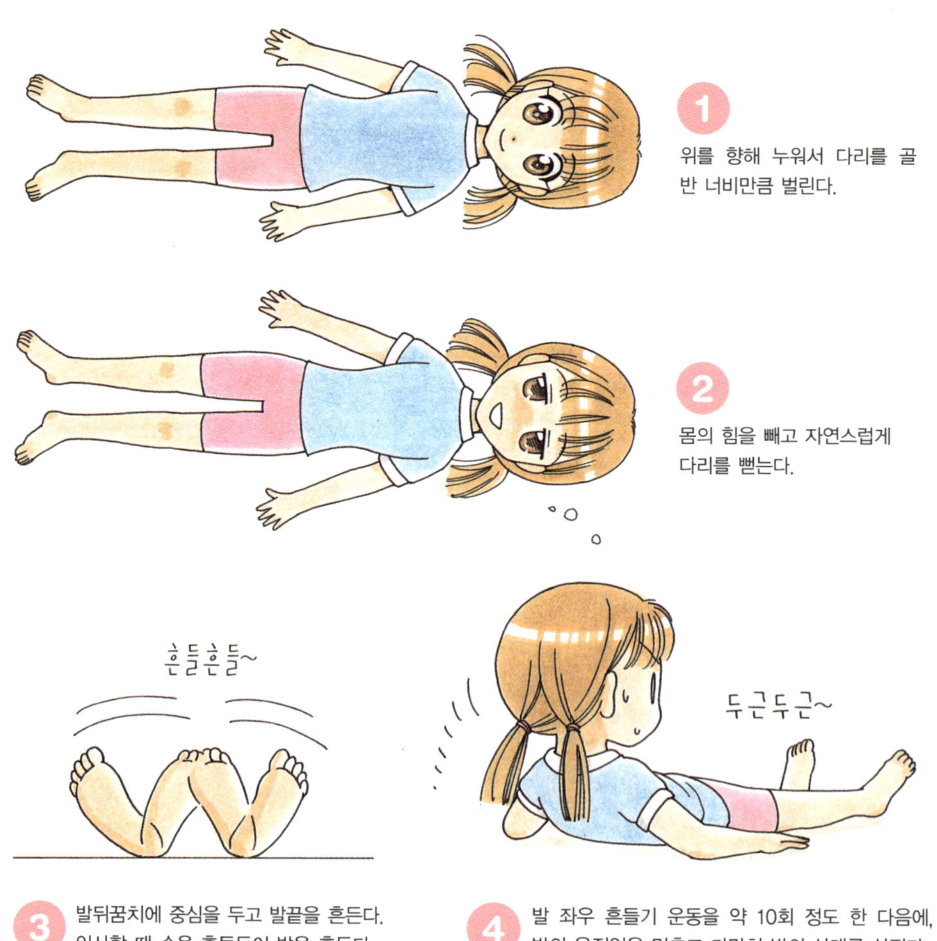

1 위를 향해 누워서 다리를 골
반 너비만큼 벌린다.

2 몸의 힘을 빼고 자연스럽게
다리를 뻗는다.

3 발뒤꿈치에 중심을 두고 발끝을 흔든다.
인사할 때 손을 흔들듯이 발을 흔든다.

4 발 좌우 흔들기 운동을 약 10회 정도 한 다음에,
발의 움직임을 멈추고 가만히 발의 상태를 살핀다.

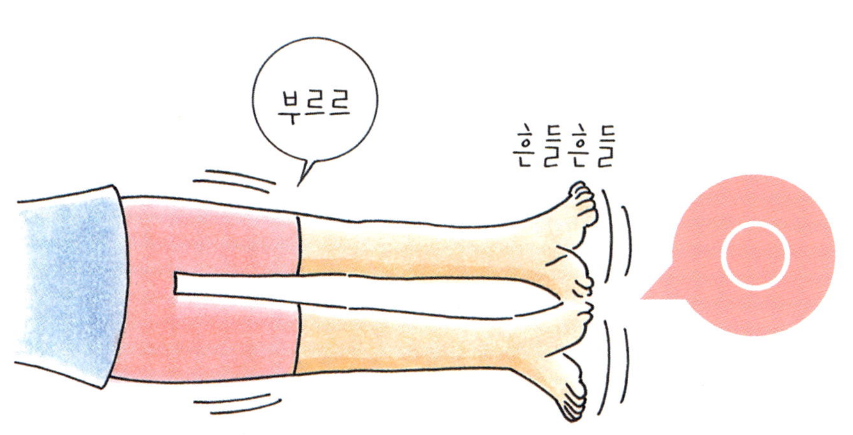

발끝을 손 흔들듯이 흔들었을 때, 허벅지까지 부르르 흔들리면 하반신에 힘이 빠진 것이다.

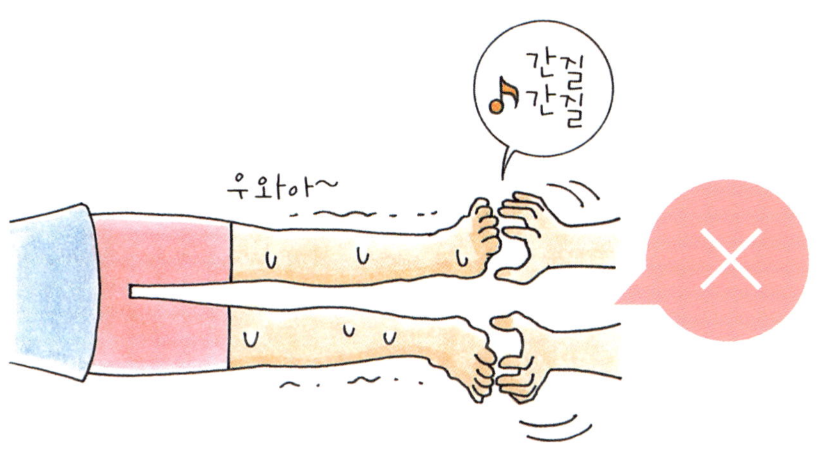

하반신에 힘이 들어가 있으면 다른 사람에게 발바닥을 간질여달라고 한다.

환상적인 S라인 만들기
골반 상태를 알면 자신에게 적합한 체조가 무엇인지 알 수 있다!

골반 유형별
맞춤 체조로 예뻐지자

발 좌우 흔들기 운동을 했을 때 당신의 발은 어떤 상태가 되었는가?

벌어진 발의 위치에 따라 오늘의 골반 상태를 알 수 있다. 잘 움직이지 않는 골반에는 살이 붙기 쉽다. 반대로 잘 움직이는 골반의 주위에는 군살이 생기지 않는다!

⠿ 양쪽으로 발이 벌어진 사람, 벌어진 골반 ⠿

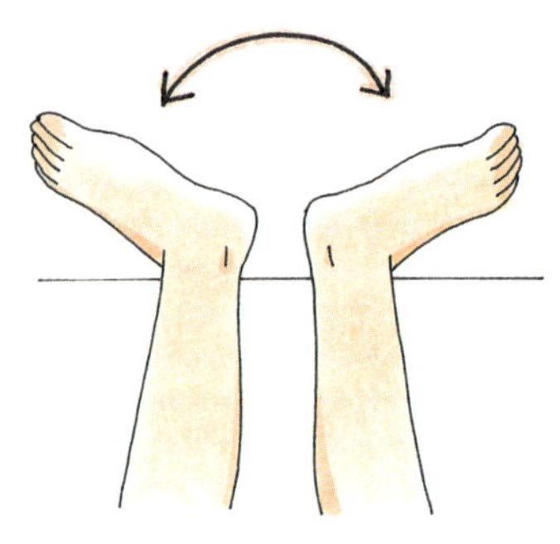

골반이 열려 있는 타입이다. 몸 안의 수분이 장에 쌓이기 쉽고, 하반신의 혈액 순환이 좋지 않아 냉증인 사람이 많을 것이다. 개선하지 않으면 아침에 눈을 뜬 직후에 재는 기초 체온이 낮아서 불임이 될 수도 있다. 그리고 골반이 열린 상태에서 운동을 하면 더 부어서 군살이 붙으므로 주의가 필요하다. 날씬한 몸매를 갖기 위해서 골반을 모아주는 체조를 해야 한다!

→ 골반 닫기 체조 85쪽~

⠿ 발이 거의 직선으로 벌어진 각도가 90도 이하인 사람, 닫힌 골반 ⠿

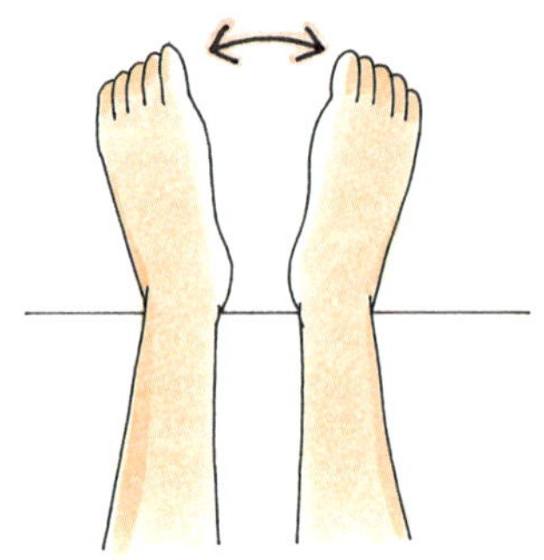

골반이 닫혀 있는 타입이다. 몸매가 깡마른 사람이 많아서 아무 걱정이 없는 것처럼 보일 수도 있으나, 사실은 약간 문제가 될 소지가 있다. 좀처럼 잠이 안 와 뒤척이거나, 초조함을 느낄 때가 많지 않은가? 그리고 골반이 지나치게 닫혀 있으면 먹어도 살이 찌지 않아 드물지만 거식증으로 이어지는 경우도 있다. 유연한 몸매가 될 때까지 골반을 열어주는 체조를 하자.

→ 골반 열기 체조 101쪽~

∷ 발 한쪽만 벌어진 사람, **한쪽으로 기울어진 골반** ∷

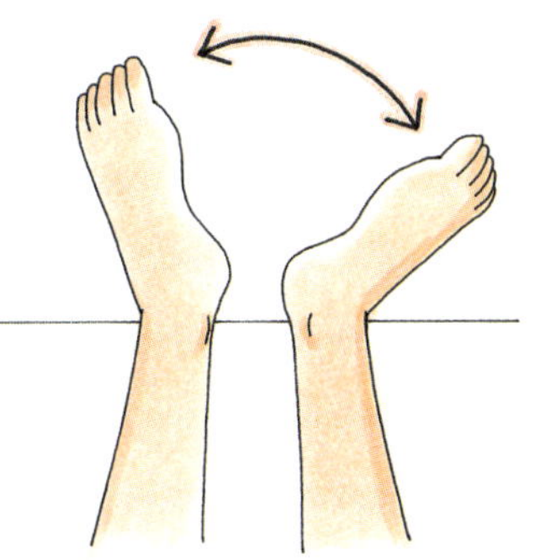

몸이 비뚤어져서 이상한 부분에 군살이 붙는 타입이다. 발이 벌어진 쪽은 무릎에서 발목에 걸쳐 바나나처럼 휘어 있지 않은가? 이것은 정강이 안쪽과 바깥쪽 뼈의 균형이 맞지 않아서 생긴 문제다.
그대로 두면 온몸의 골격에 지장을 줄 수 있다. 비뚤어진 것을 교정하기 위해서는 좌우 균형을 잡아주어야 한다.

→ 뒤돌아보기 체조 45쪽~

∷ 발이 벌어진 각도가 딱 90도인 사람, **중립 골반** ∷

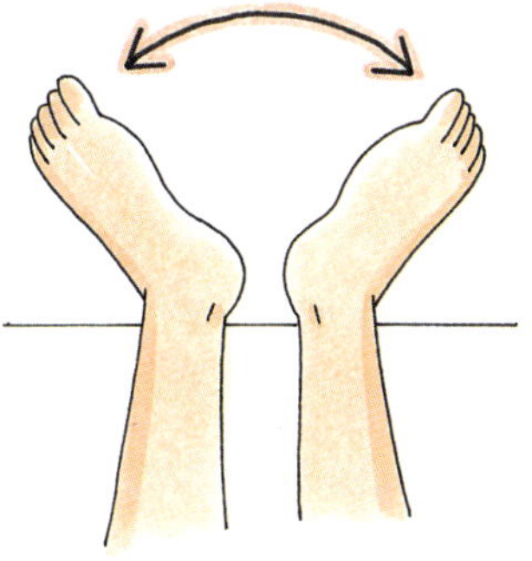

골반이 원활하게 움직이고 있는 타입이다. 엄지발가락은 두툼하고 발등이 솟은 사람이 많다. 고관절이 유연하게 움직이고, 몸 전체의 움직임도 부드럽고 다리도 날씬할 것이다. 그렇다고 현재 상태에 만족하여 게으름을 피우면 곤란하다. 골반 닫기 체조와 골반 열기 체조를 실시해서 군살이 붙지 않도록 꾸준히 관리하자.

POINT

환상적인 S라인 만들기
정상적으로 움직이는 골반 주위에는 군살이 붙지 않는다.

내 몸에 대한
고민을 해결하자

골반이나 골격이 비뚤어져 있다, 자세가 나쁘다, 물건을 항상 한쪽으로만 드는 버릇이 있다, 옆으로 앉거나 책상다리로 앉는 습관이 있다, 냉증, 스트레스 과다, 눈의 피로 등등 우리 몸에 문제를 일으키는 원인은 여러 가지다.

운동 부족으로 근력이 떨어지면 요통, 어깨 결림, 하체 비만, 변비, 생리통 등 다양한 증상이 나타난다.

하루 5분만 시간을 내보자. 여성 특유의 고민을 해결하고, 날씬한 몸매를 만드는 비결이 있다.

POINT

환상적인 S라인 만들기
날씬하고 예쁜 몸을 원한다면 골반의 틀어짐을 바로잡자.

다리가 굵다
대퇴부 페트병 체조로 허벅지 조여주기!

허벅다리가 굵은 사람은 골반이 벌어진 유형이다. 의자에 앉아 있으면 자연스럽게 무릎이 벌어지지 않는가?
허벅다리의 안쪽 근육이 약하면 허벅다리에 살이 많지 않아도 굵어 보인다. 허벅다리가 굵으면 다리도 짧아 보이고, 바지를 입었을 때 맵시가 나지 않는다. 허벅다리를 날씬하게 만들어주는 체조를 통해 엉덩이도 함께 탄력적으로 만들자.

다리가 길어 보이는 효과가 있다! **대퇴부 페트병 체조**

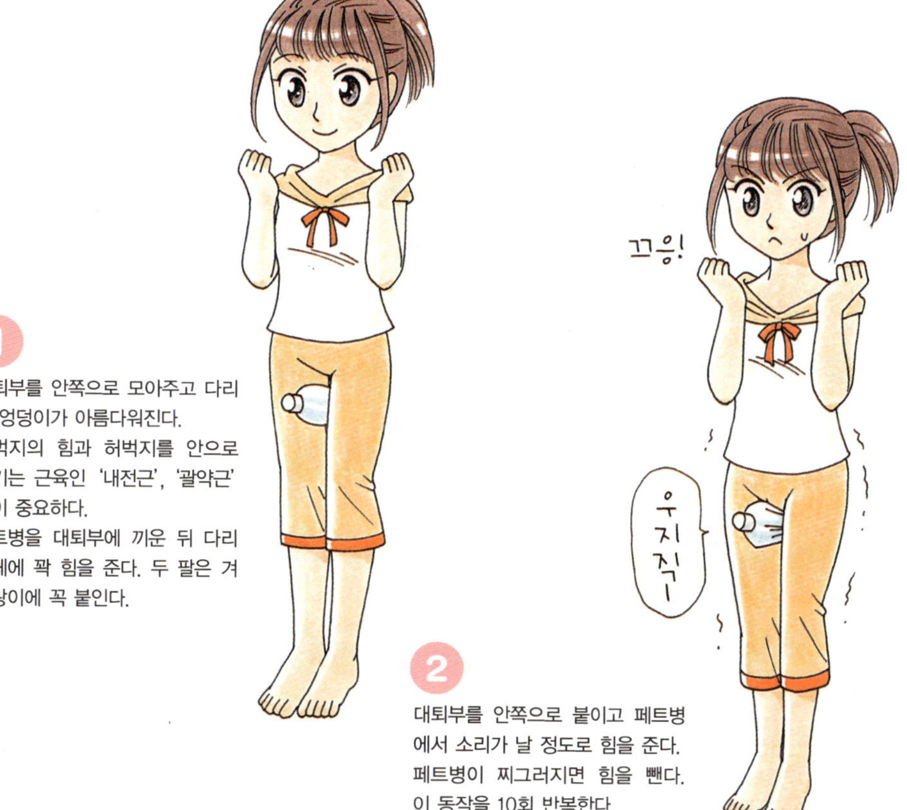

1

대퇴부를 안쪽으로 모아주고 다리와 엉덩이가 아름다워진다.
허벅지의 힘과 허벅지를 안으로 당기는 근육인 '내전근', '괄약근' 등이 중요하다.
페트병을 대퇴부에 끼운 뒤 다리 전체에 꽉 힘을 준다. 두 팔은 겨드랑이에 꼭 붙인다.

2

대퇴부를 안쪽으로 붙이고 페트병에서 소리가 날 정도로 힘을 준다.
페트병이 찌그러지면 힘을 뺀다.
이 동작을 10회 반복한다.

자세가 나쁘다
평소 자신의 자세를 살펴본다

'자세가 나쁘다' 는 건 어떤 자세를 말하는 걸까? 자신이 평소 어떤 자세를 취하고 있는지 알려면 객관적인 시선으로 관찰할 필요가 있다. 가장 좋은 방법은 친구들에게 부탁해서 책상에 앉아 일하는 모습을 몰래 사진으로 찍어보는 것이다. 그것이 당신의 평소 자세다. 사진 속 모습을 보면 '이래서야 어깨가 결리는 게 당연하지!' 라고 금방 납득할 것이다. 책상과 의자의 높이도 체크해야 한다. 특히 사무실에서 사용하는 의자에는 대부분 바퀴가 달려 있다. 그런 의자는 밑 부분이 불안정해서 허리에 힘이 들어가기나, 목으로만 머리의 무게를 받쳐주는 격이 된다. 오랜 시간 그런 자세를 유지한다면 요통이나 어깨 결림이 생기는 것은 당연하다. 의자는 바퀴 없이 고정된 것이 좋고, 푹신한 쿠션이 있는 것보다 딱딱한 의자가 좋다.

바른 자세는 웃는 얼굴에서부터! **자세가 좋아지는 비결**

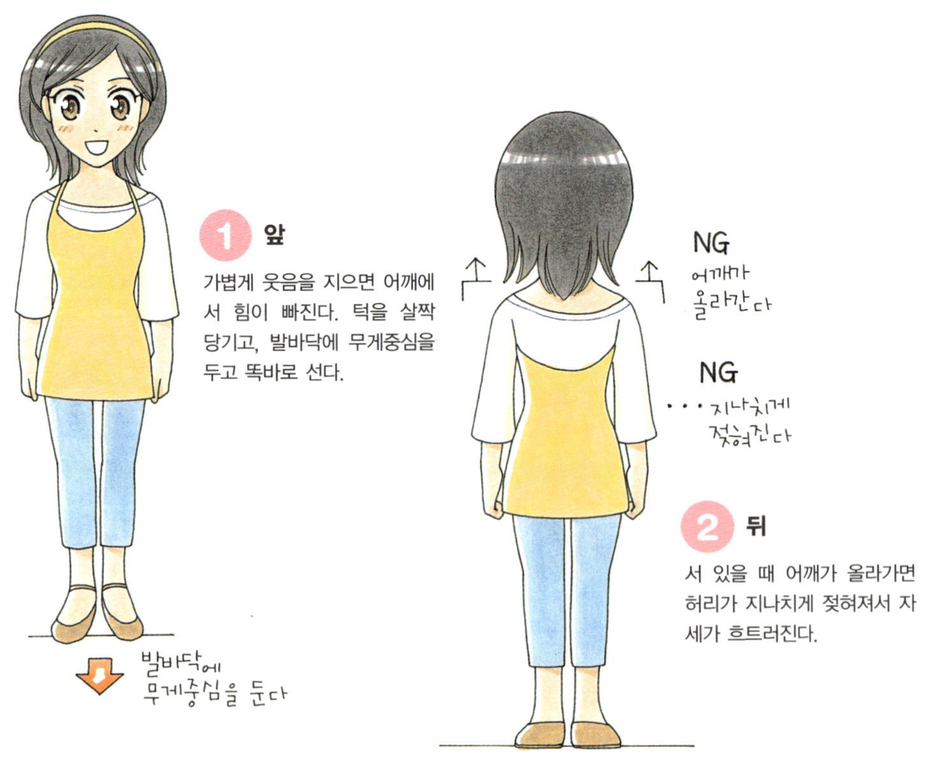

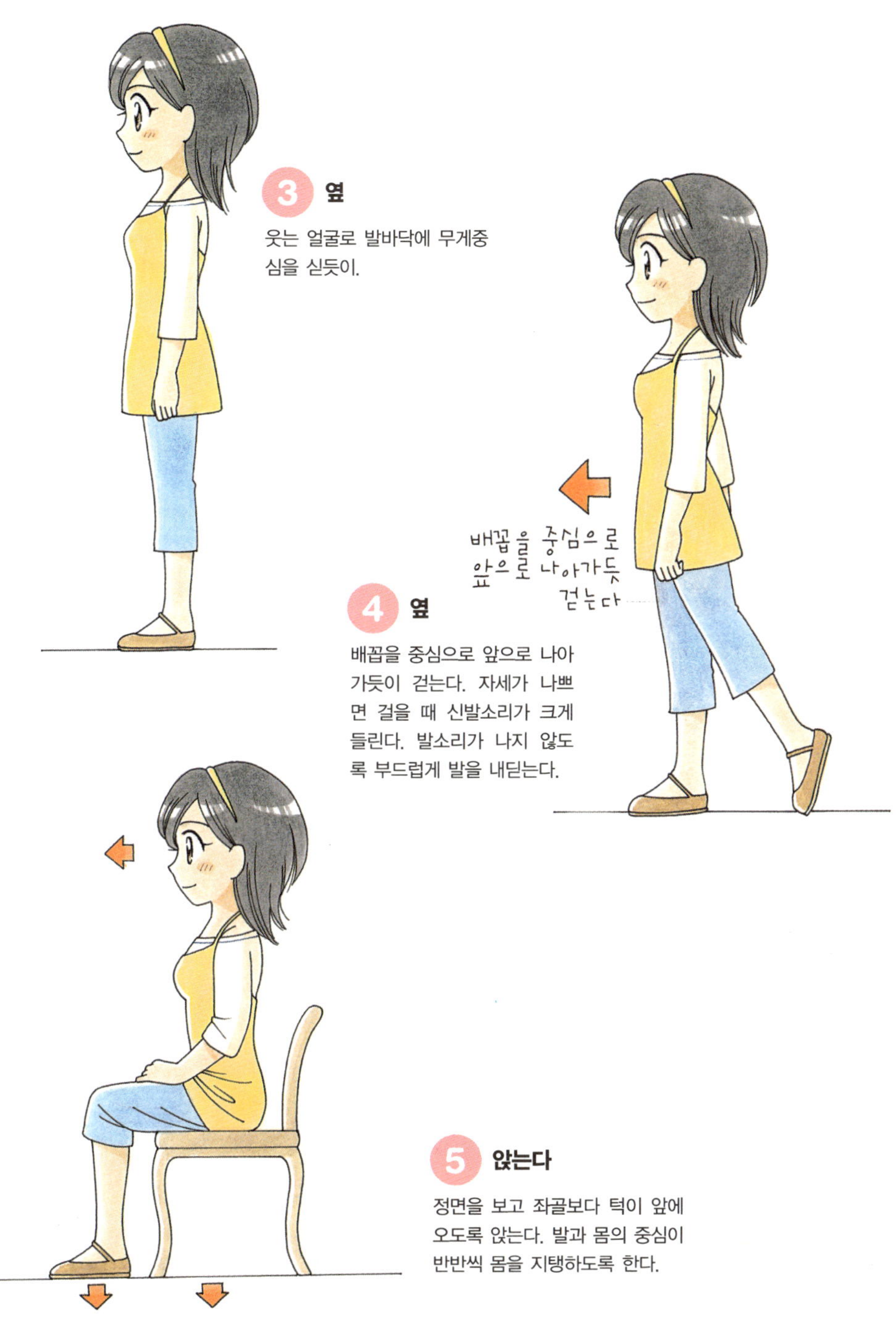

3 옆

웃는 얼굴로 발바닥에 무게중
심을 싣듯이.

4 옆

배꼽을 중심으로 앞으로 나아
가듯이 걷는다. 자세가 나쁘
면 걸을 때 신발소리가 크게
들린다. 발소리가 나지 않도
록 부드럽게 발을 내딛는다.

5 앉는다

정면을 보고 좌골보다 턱이 앞에
오도록 앉는다. 발과 몸의 중심이
반반씩 몸을 지탱하도록 한다.

배가 나왔다
수건 차기 & 무릎 당기기로 부기를 제거한다!

뱃살 때문에 고민하는 사람도 골반이 벌어진 타입이다. 상반신에 비해, 다리가 굵거나 배가 나온 사람이 많다. 또 간장이 지쳐 있으면 수분대사가 원활하지 못해서 하반신이 붓기 쉽다. 수분을 배출하기 위해 설사를 할 수 있으므로 주의가 필요하다.

군살 없는 복부를 목표로! 수건 차기 & 무릎 당기기

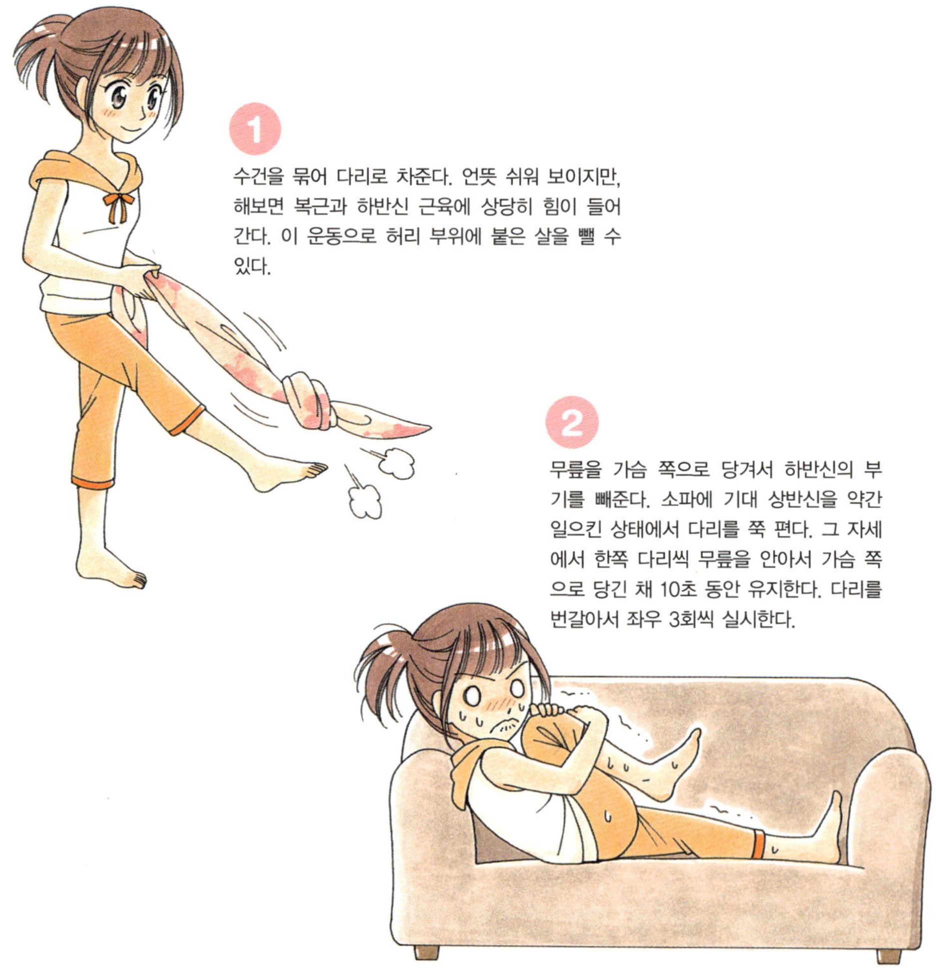

1

수건을 묶어 다리로 차준다. 언뜻 쉬워 보이지만, 해보면 복근과 하반신 근육에 상당히 힘이 들어간다. 이 운동으로 허리 부위에 붙은 살을 뺄 수 있다.

2

무릎을 가슴 쪽으로 당겨서 하반신의 부기를 빼준다. 소파에 기대 상반신을 약간 일으킨 상태에서 다리를 쭉 편다. 그 자세에서 한쪽 다리씩 무릎을 안아서 가슴 쪽으로 당긴 채 10초 동안 유지한다. 다리를 번갈아서 좌우 3회씩 실시한다.

허리둘레가 걱정된다
상체 비틀기로 맵시 있는 몸매를 만들자

골반이 벌어지면 살이 찌고 엉덩이가 커진다. 그리고 골반이 한쪽으로 치우쳐 있으면 좌우 균형이 맞지 않아 허리 라인이 둔해진다. 허리 비만의 원인은 과식이나 운동 부족, 근력 저하도 있지만, 림프의 흐름이나 골반의 벌어짐과도 큰 관계가 있다.

옆구리 근육을 조여주는 상체 비틀기

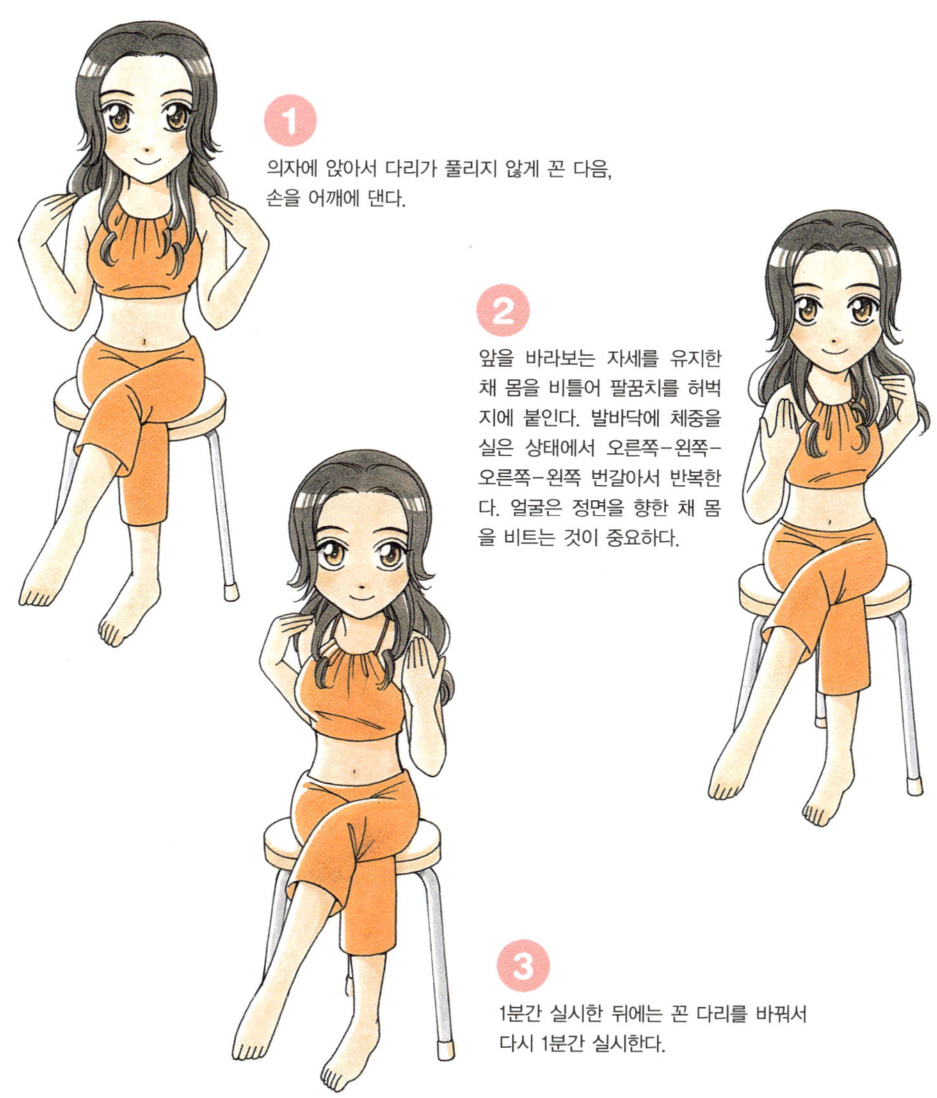

1

의자에 앉아서 다리가 풀리지 않게 꼰 다음,
손을 어깨에 댄다.

2

앞을 바라보는 자세를 유지한 채 몸을 비틀어 팔꿈치를 허벅지에 붙인다. 발바닥에 체중을 실은 상태에서 오른쪽−왼쪽−오른쪽−왼쪽 번갈아서 반복한다. 얼굴은 정면을 향한 채 몸을 비트는 것이 중요하다.

3

1분간 실시한 뒤에는 꼰 다리를 바꿔서
다시 1분간 실시한다.

변비 1
항문에 압력을 주면 변비가 해소된다!

인간이 배변을 참을 수 있는 것은 직장과 항문 사이에 잠깐 모아둘 수 있는 공간이 있기 때문이다. 우리는 원래 잡곡, 채소를 주로 먹어왔기 때문에 대부분 장이 길고 비교적 공간도 넓다. 섬유질이 풍부하고 영양이 적은 음식을 장시간에 걸쳐 장 안에서 발효시켜 에너지와 변으로 만들어왔다.

그런데 최근에는 식습관의 변화로 빵이나 하얀 쌀밥을 주로 먹게 되었고, 그것이 장 안에 쌓인 채 그대로 있는 경우가 많아졌다. 이것이 변비의 원인이다.

항문에 압력을 가하는 **변비 해소법**

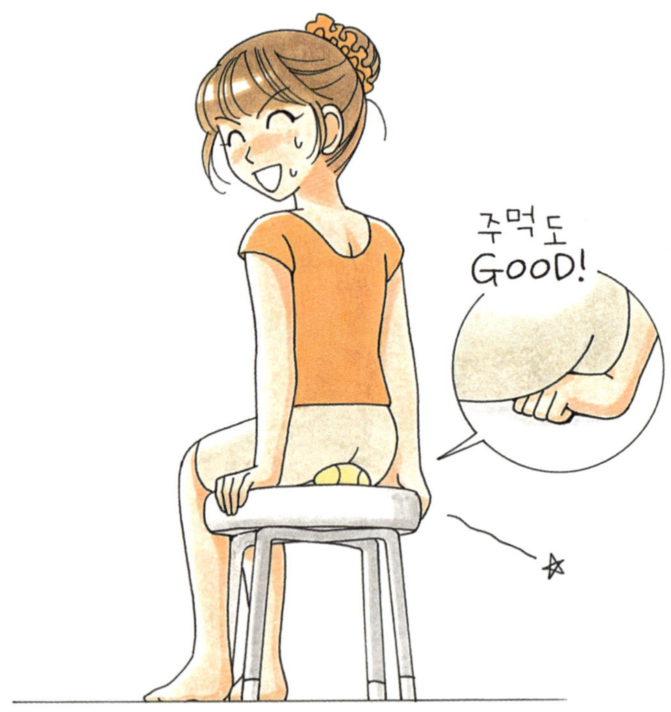

테니스공이나 주먹 위에 항문을 눌러주듯이 체중을 실으며 앉는다. 공기총의 원리와 같이 빈 관에 압력을 가하듯이 항문에 압력을 주면, 쌓인 변이 나온다.

변비 2
하복근을 단련하여 복부 팽창을 해소한다!

골반이 벌어진 사람은 엉덩이가 펑퍼짐하고 골반이 아래로 처져서, 직장과 항문 사이에 두루마리 화장지 하나 크기의 수용 공간이 생긴다. 거기에는 3~4킬로그램 분량의 변을 모아둘 수 있기 때문에 노폐물이 만성적으로 쌓이고 결국 변비를 일으키게 된다. 그 노폐물을 몸 밖으로 내보내기 위해서는 항문의 괄약근이 단단해져야 한다. 또 괄약근과 장 사이에 빈 공간이 있으면 압력을 주어도 변이 있는 곳까지 도달하지 못하여 노폐물을 배출할 수 없다.

고무 용기 안에 든 젤리를 먹을 때, 고무를 쿡 찌르면 안의 내용물이 기세 좋게 튀어나오듯이, 항문에 압력을 가하면 노폐물 배출이 촉진된다. 하복근을 단련하면 복부 팽창이 해소되고, 복부 비만도 해결되므로 일석이조의 효과를 얻을 수 있다.

복부 팽창 해소 하복근을 단련한다

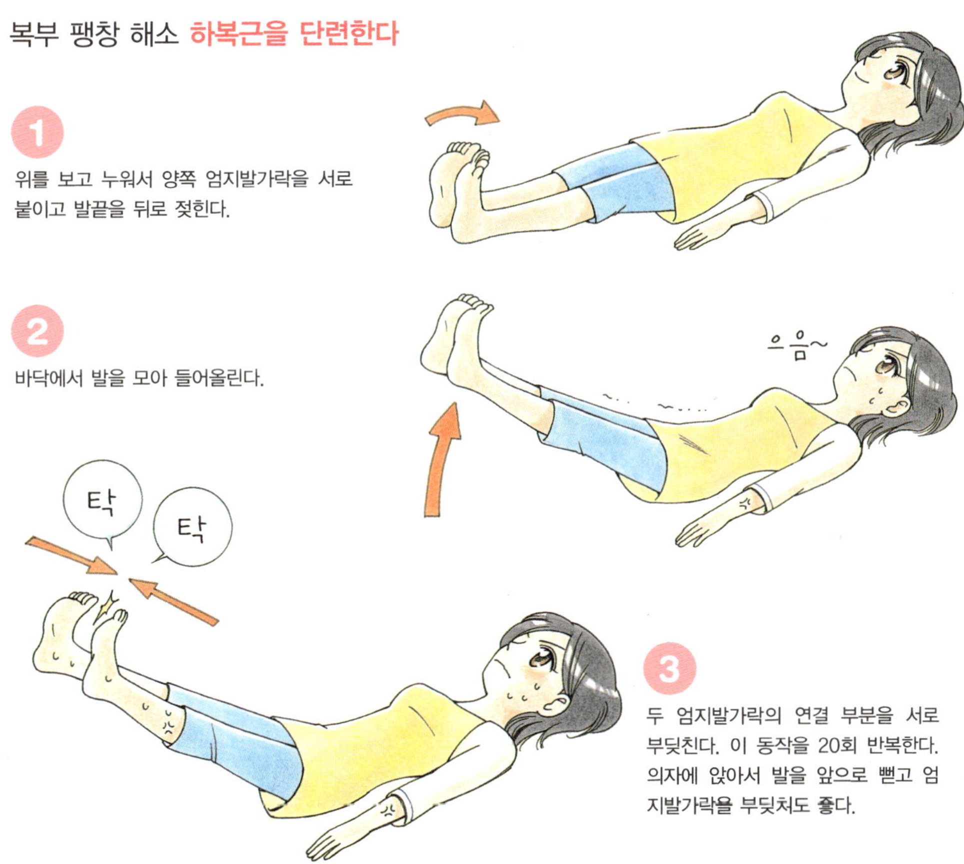

1
위를 보고 누워서 양쪽 엄지발가락을 서로 붙이고 발끝을 뒤로 젖힌다.

2
바닥에서 발을 모아 들어올린다.

3
두 엄지발가락의 연결 부분을 서로 부딪친다. 이 동작을 20회 반복한다. 의자에 앉아서 발을 앞으로 뻗고 엄지발가락을 부딪쳐도 좋다.

가슴이 빈약하다 1
가슴은 크기가 아니라 정밀도와 탄력성이 중요하다

많은 여성들이 가슴 크기 때문에 고민하고 있다. 하지만 가슴이 크다고 해서 좋은 가슴이라고 할 수는 없다. 예전에는 밥공기 하나 크기가 일반적이었지만 최근에는 풍만한 가슴을 선호하는 추세다. 사실 가슴은 많은 부분이 지방으로 이루어져 있다. 지방의 많고 적음에 따라 가슴 크기도 변하는 것이다. 가슴의 좋고 나쁨은 '유선(乳腺)의 순환'으로 결정된다. 정밀도와 탄력 있는 가슴이 최고의 가슴이다.

유선의 순환을 좋게 하자! 가슴 스트레칭 ❶

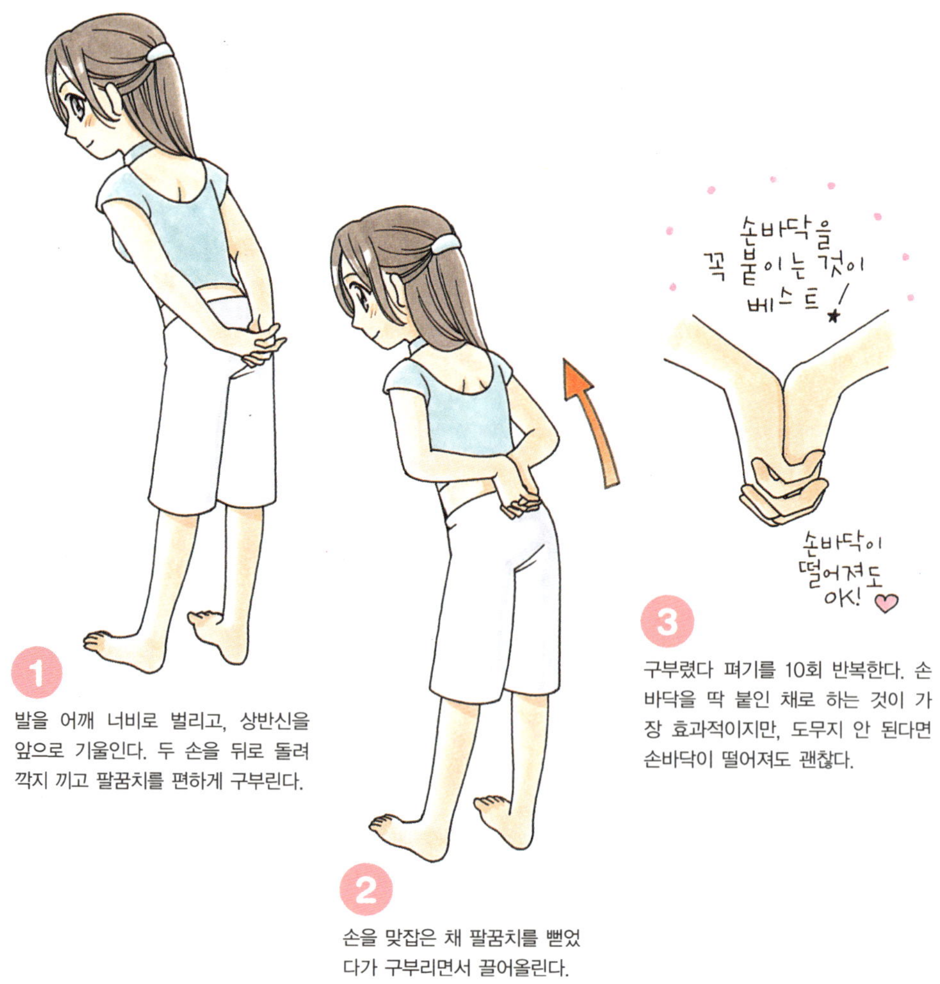

1 발을 어깨 너비로 벌리고, 상반신을 앞으로 기울인다. 두 손을 뒤로 돌려 깍지 끼고 팔꿈치를 편하게 구부린다.

2 손을 맞잡은 채 팔꿈치를 뻗었다가 구부리면서 끌어올린다.

3 구부렸다 펴기를 10회 반복한다. 손바닥을 딱 붙인 채로 하는 것이 가장 효과적이지만, 도무지 안 된다면 손바닥이 떨어져도 괜찮다.

가슴이 빈약하다 2
브래지어 사이즈가 한두 치수 커질 수 있다!

여성의 가슴 아래에는 유선 덩어리가 있다. 유선은 혈액, 림프액 등의 체액과 젖이 흐르는 관으로, 여성에게는 매우 중요한 기능을 한다. 이 유선과 옆구리 아래에 있는 림프, 그리고 유두에 체액이나 모유의 순환이 순조로우면 가슴의 풍만함이 유지된다. 가슴이 납작한 사람은 이러한 순환이 원활하지 못하거나, 탄력을 잃어버렸기 때문이다. 너무 지나치면 병이 될 수도 있다.

여성의 가슴은 임신-출산-수유 기간에 가장 커진다. 그러면 임신하지 않은 여성은 가슴을 크게 키울 수 없는 걸까?

그렇지 않다. 바른 속옷 고르는 법과 평소의 자세 교정 및 체조를 통해서 순환이 원활해지면 풍만한 가슴을 가질 수 있다.

유선의 순환을 좋게 하자! **가슴 스트레칭 ❷**

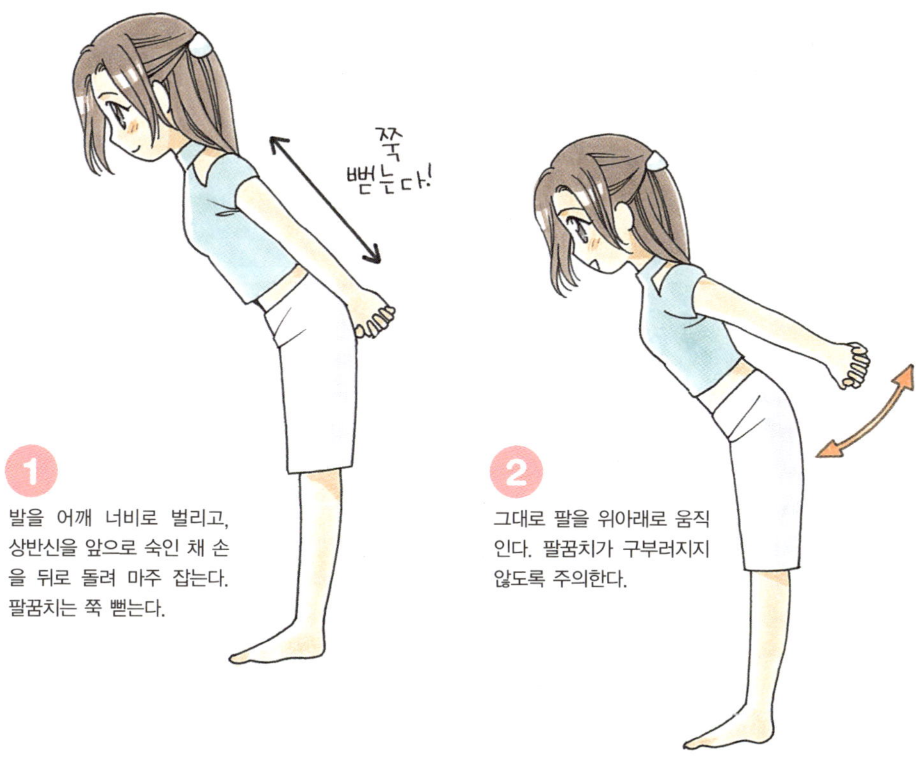

1 발을 어깨 너비로 벌리고, 상반신을 앞으로 숙인 채 손을 뒤로 돌려 마주 잡는다. 팔꿈치는 쭉 뻗는다.

2 그대로 팔을 위아래로 움직인다. 팔꿈치가 구부러지지 않도록 주의한다.

냉증

의자에 앉아 상체 흔들기는 수분 대사에 효과적이다

냉증은 자율신경이 제대로 기능을 하지 못하기 때문에 발생한다. 피의 흐름이 나빠도 몸 끝까지 혈액이 돌지 않아 손끝과 발 등에 냉기를 느끼게 된다.

신장의 기능이 저하되고 수분 조절이 원활하지 못하면 냉증이 더 심해진다. 요추 3번(배꼽 뒤편의 척추)을 자극해서 수분 대사를 향상시키고, 내장 기능을 회복하자.

요추 3번 자극하기 의자에 앉아 상체 흔들기

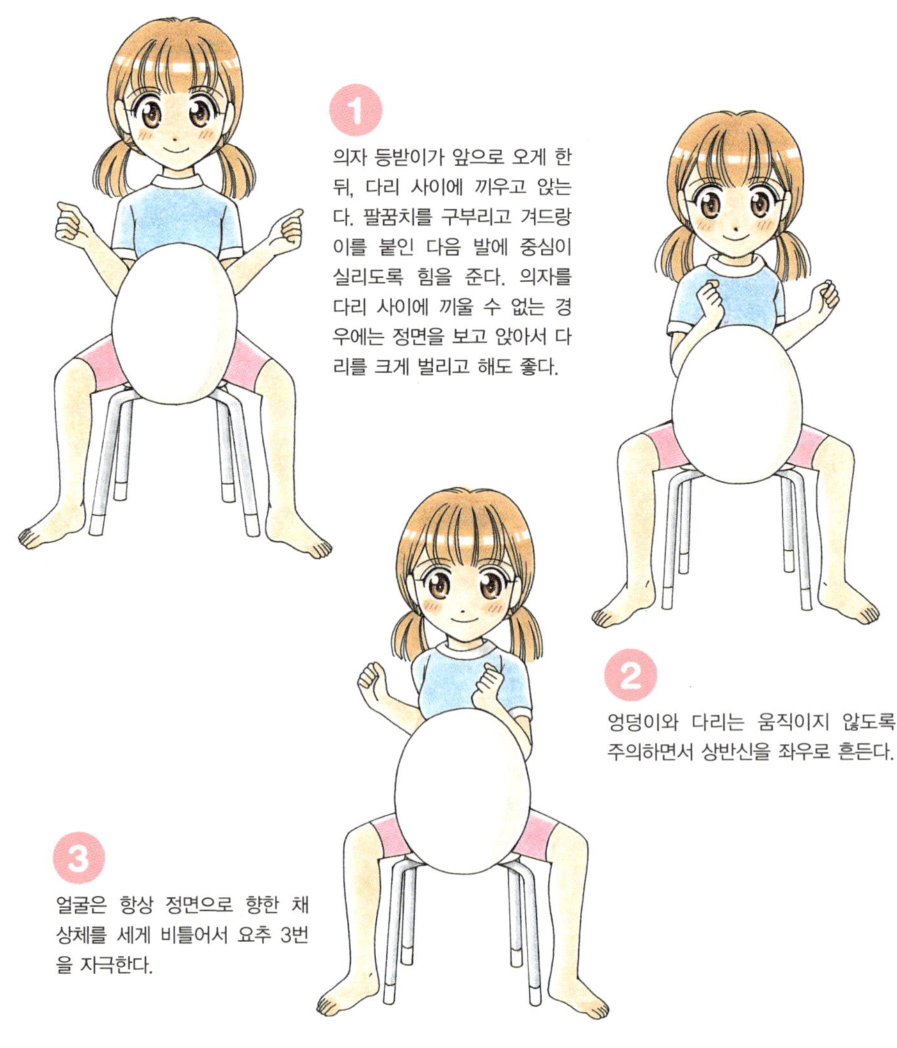

1 의자 등받이가 앞으로 오게 한 뒤, 다리 사이에 끼우고 앉는다. 팔꿈치를 구부리고 겨드랑이를 붙인 다음 발에 중심이 실리도록 힘을 준다. 의자를 다리 사이에 끼울 수 없는 경우에는 정면을 보고 앉아서 다리를 크게 벌리고 해도 좋다.

2 엉덩이와 다리는 움직이지 않도록 주의하면서 상반신을 좌우로 흔든다.

3 얼굴은 항상 정면으로 향한 채 상체를 세게 비틀어서 요추 3번을 자극한다.

엉덩이가 펑퍼짐하다
허리 주변 근육을 단련하는 것이 중요하다

엉덩이 비만은 지방 때문만은 아니다. 냉증이나 피로, 골반이 열려 있는 경우 등 여러 가지 원인이 있다. 골반을 조여주고 허리 주변 근육을 단련하면, 엉덩이 전체 라인이 날씬해지고 청바지도 맵시 있게 입을 수 있다.

엉덩이 라인을 날씬하게 **한쪽 다리로 서서 몸 숙이기**

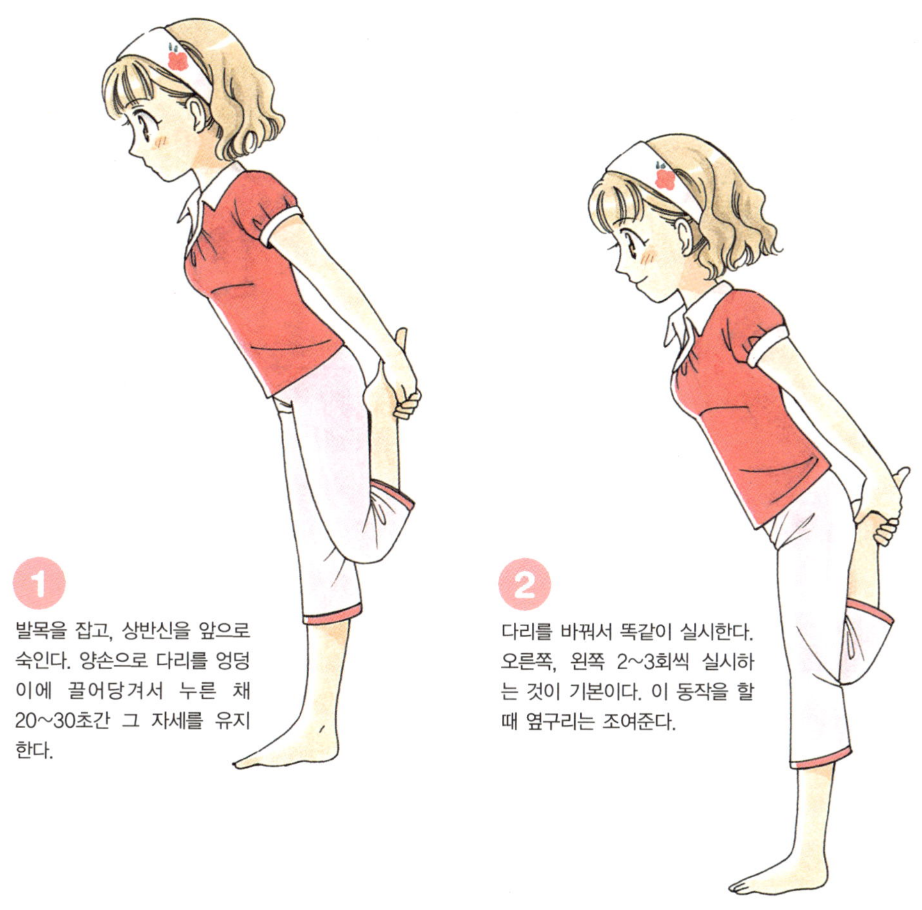

1 발목을 잡고, 상반신을 앞으로 숙인다. 양손으로 다리를 엉덩이에 끌어당겨서 누른 채 20~30초간 그 자세를 유지한다.

2 다리를 바꿔서 똑같이 실시한다. 오른쪽, 왼쪽 2~3회씩 실시하는 것이 기본이다. 이 동작을 할 때 옆구리는 조여준다.

아침에 퉁퉁 붓는다면
불필요한 수분을 배출해야 한다

골반이 열린 사람은 수분의 배출이 원활하지 않아 몸이 붓기 쉽다. 특히 그런 사람은 봄에서 여름에 걸쳐 찬 음식을 지나치게 섭취하는 경우가 많을 것이다.

물은 온도 변화의 영향을 받기 쉬운 물질이다. 불필요한 수분이 몸에 남아 있으면 하반신에 냉기가 모인다. 그 결과 신장에 부담이 가고 배뇨가 원활하게 이루어지지 않으며 몸이 심하게 붓는 증상이 나타날 수 있다.

냉기로 피의 흐름이 나빠지면, 몸은 양분이 부족하다고 판단하여 식욕을 증진시킨다. 또 몸이 차가워지면, 혈액 순환에 장애가 오면서 머리에 열이 몰리고 수분을 원하게 되므로, 과식과 과음을 하지 않도록 주의해야 한다. 살만 찌는 것이 아니라 위장까지 피로해진다. 몸 안에 고인 수분을 배출하는 데에는 반신욕으로 땀을 빼는 방법을 추천한다. 몸이 따뜻해지고, 혈액 순환이 좋아져 지방 연소도 원활하게 이루어진다.

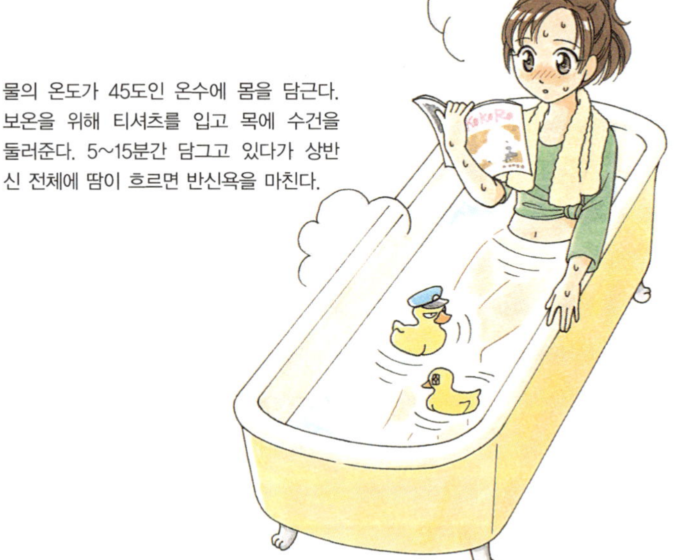

물의 온도가 45도인 온수에 몸을 담근다. 보온을 위해 티셔츠를 입고 목에 수건을 둘러준다. 5~15분간 담그고 있다가 상반신 전체에 땀이 흐르면 반신욕을 마친다.

Good Morning!

2

다이어트를 하는데,
왜 살이 빠지지 않는 걸까?

골반에 대해 알게 됐다면, 이번에는 타이밍과 요령을 배워보도록 하자.
몸을 웅크리고 있으면 골반 체조를 해도
효과가 반감되므로, 좌우의 균형을 맞춰주는 체조도 함께 실시하도록 한다.
꾸준히 하면 많은 이점을 눈으로 확인하게 될 것이다.
살이 빠진다, 피부가 좋아진다, 허벅지가 날씬해진다,
양팔에 탄력이 생긴다, 몸 전반적으로 슬림해진다…….
골반이 원활하게 움직이면 인생도 마음먹은 대로 바뀔지 모른다!

골반이 닫혀 있으면
살이 빠지지 않는다

골반은 지나치게 열려 있어도 좋지 않고, 지나치게 닫혀 있어도 좋지 않다.

몸의 균형은 골반이 부드럽게 열리고 닫힐 때가 '좋은 상태'라고 할 수 있다. 지나치게 열린 골반은 닫아줄 필요가 있고, 지나치게 닫힌 골반은 열어줄 필요가 있다.

언뜻 생각하면, 골반이 열린 쪽보다 닫힌 쪽이 좋게 느껴질 수 있다. 하지만 절대 그렇지 않다!

골반이 지나치게 닫혀 있으면, 매사에 초조함을 느끼거나 숙면을 취하지 못할 수 있다. 그리고 골반이 비뚤어지면, 몸의 균형이 흐트러질 뿐만 아니라 노폐물이 원활하게 배출되지 않아 변비가 생긴다. 그러므로 개폐 조절을 하기 전에 비뚤어진 골반을 교정할 필요가 있다.

좌우 균형이 잡혀 있고, 더 나아가 움직임이 유연한 골반을 이상적인 골반이라 할 수 있다.

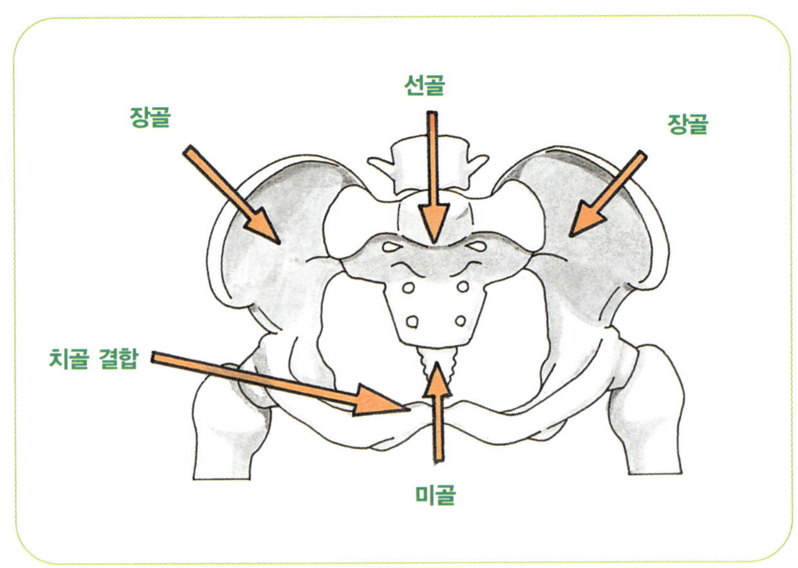

:: 지나치게 닫혀 있는 골반 ::

1 신경이 예민하다

자신도 모르는 사이에 몸이 계속 긴장 상태가 되어 마음이 초조해지고 신경질적이 된다. 고집을 부리게 되고, 체형도 균형이 잡히지 않으니 갈수록 매력 없는 여성이 된다.

2 숙면을 취할 수 없다

바닥에 누우면 선골과 미골이 바닥에 닿아서 힘이 들어간다. 그래서 깊이 잠들지 못하고 뒤척이게 된다.

3 몸에 악영향을……

골반이 지나치게 닫히면 식욕 부진, 거식증 등을 유발하여 몸에 나쁜 영향을 미칠 수 있다.

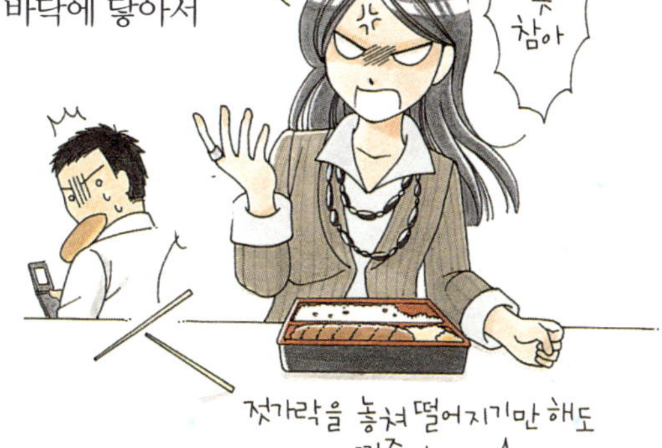

:: 개폐 운동을 원활하게 하는 골반 ::

1 마음이 안정된다

골반의 움직임이 자연스럽고 원활하면 숙면을 취하게 되고 마음도 평온하다.

2 변비가 해소된다

음식물을 잘 소화시켜 직장이나 방광으로 원활하게 내려준다. 골반의 개폐 운동으로 배변도 좋아지고, 노폐물도 순조롭게 배출할 수 있다.

3 임신 중에도 안심할 수 있다

골반의 개폐 운동이 원활하면 임신 중에도 안심하고 생활할 수 있다. 골반이 안정되어 있어 순산을 기대할 수 있다. 출산 후에는 골반 닫기 체조를 실시하여 원래의 몸매로 돌아가자.

POINT

환상적인 S라인 만들기
골반이 유연하고 부드럽게 개폐 동작을 할 때가 몸의 균형이 좋은 때다!

미인이 되는 비결,
잠을 제대로 자야 한다

아침에는 조이고, 저녁에는 느슨해진다. 골반은 2주를 주기로 열리고 닫힌다. 하루 중에도 열고 닫는 움직임을 반복한다. 골반은 아침이 되면 닫히므로, 아침에 '골반 닫기 체조(85쪽~)'를 해서 골반을 닫아주자. 그러면 밤에 쌓였던 노폐물이 원활하게 배출되고, 몸의 상태가 고양되면서 상쾌한 하루를 보낼 수 있다.

골반은 12시간 동안 천천히 열리고, 최대로 열린 상태에서 수면을 취하게 된다. 따라서 잠자리에 들기 전에 '골반 열기 체조(101쪽~)'를 하고, 골반이 풀린 상태에서 잠들면 편안히 숙면을 취할 수 있다. 골반의 개폐가 자유롭게 이루어지면 몸과 마음도 편안해진다.

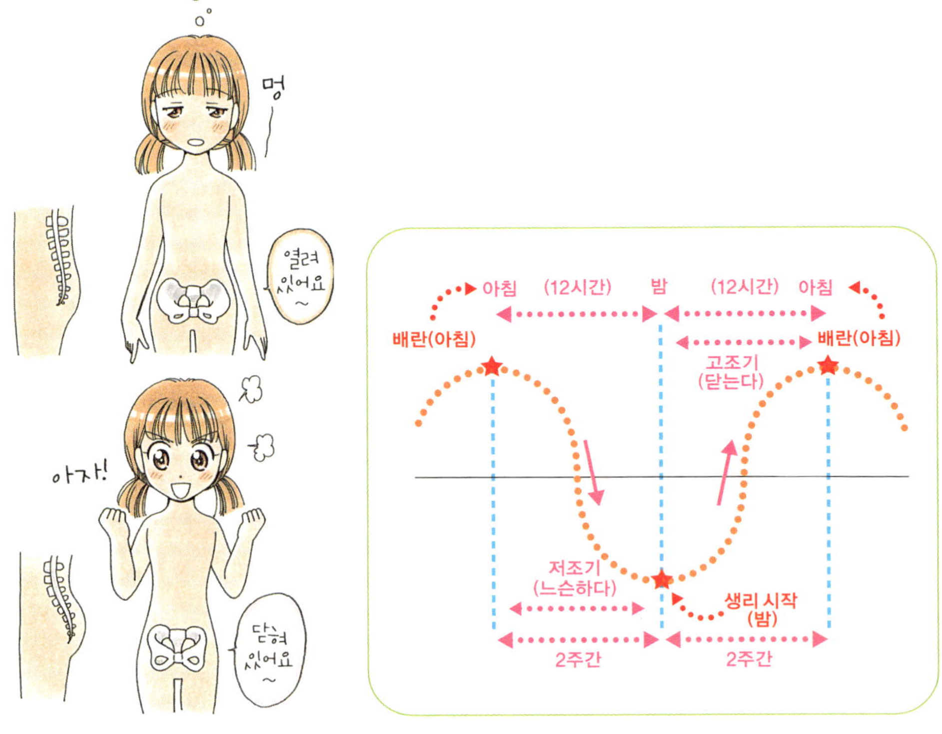

> **POINT**
>
> **환상적인 S라인 만들기**
> 골반은 아침이 되면 조금씩 닫히고, 12시간에 걸쳐 천천히 열린다!

호흡만 잘해도
날씬해진다

골반이 움직이는 타이밍을 알아두자. 골반 체조는 '들숨과 날숨 사이의 타이밍' 을 이용하여 몸을 움직이는 체조다. 골반을 비롯해 굳어 있는 하체 부위에, 호흡과 호흡 사이를 이용하여 자극을 주면 골반을 닫거나, 이완시키는 데에 도움을 준다.

'들숨과 날숨 사이' 란 무엇일까? 호흡할 때, 인간은 자연스럽게 숨을 들이쉬고 내쉬는 동작을 반복한다.

'자, 공기를 들이쉬자.'

'다음에는 공기를 내쉬는 거야.'

이렇게 일일이 의식하면서 숨을 쉬지 않는다. 숨을 깊이 들이마시고 '후' 하고 내쉬는 순간, 숨을 바꾸는 틈이 있다. 잠깐 숨이 멈춘 듯한 그 사이를 의식해서 골반 체조를 하면 효과적이다.

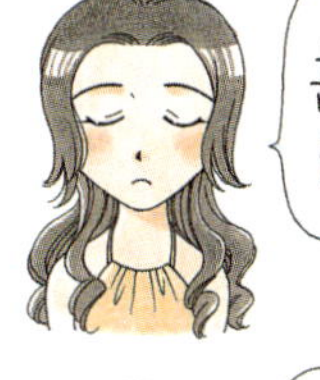

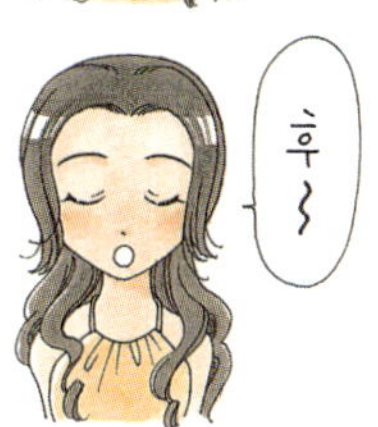

:: 호흡은 깊게, 숨을 멈추지 말고! ::

골반 체조를 할 때는 깊게 호흡을 하면서 숨을 전부 내쉰 다음 들이마시기 직전과 공기를 마음껏 들이마신 다음 내쉬기 직전을 이용한다. 숨을 들이마시고 있을 때나, 내쉬고 있을 때는 자극을 줘도 몸이 반응하지 않는다. 들숨과 날숨 사이에 자극을 주면 몸이 잘 반응한다.

하지만 이렇게 호흡법을 의식하게 되면, 들숨과 날숨 사이에 숨을 멈추게 되는 경우도 있다. 그것은 들숨과 날숨의 사이가 아니라 '멈춤' 이 된다. 호흡이 멈춰 있을 때에도 숨을 들이쉬거나 내쉴 때와 마찬가지로 몸은 반응하지 않으므로 주의해야 한다.

POINT | **환상적인 S라인 만들기**
들숨과 날숨 사이에 숨이 멈췄다 싶은 순간에 골반 체조를 하면 효과적이다.

타이밍을 잡아야
몸이 반응한다

:: 들숨과 날숨 사이를 포착하는 연습 ::

골반 체조는 '들숨과 날숨 사이' 에 실시하여, 몸에 자극을 주고 골반을 반응하게 하는 체조다. 먼저 몸이 충격을 받기 쉬운 때를 알아보자. '들숨과 날숨 사이' 에 다리를 떨어뜨리는 '들숨과 날숨 사이 포착하기 연습' 이다. 이 연습을 하기 전에 주변 정리를 하여 안전한 상태에서 하자.

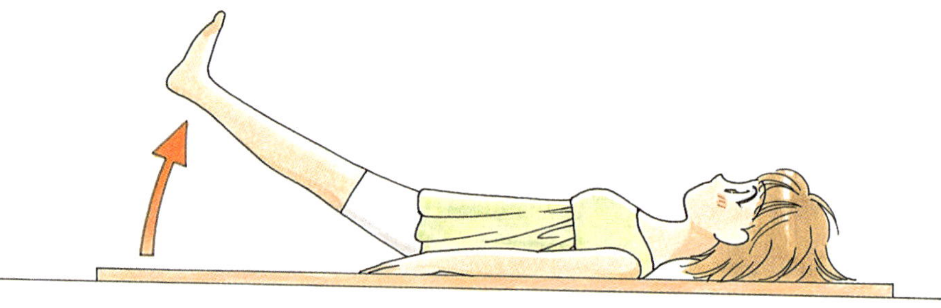

1 위를 보고 누워 몇 번 심호흡을 한 다음, 숨을 내쉬면서 다리를 들어올린다. 다리를 30센티미터 정도까지 올리는 동안 숨을 계속 내쉰다.

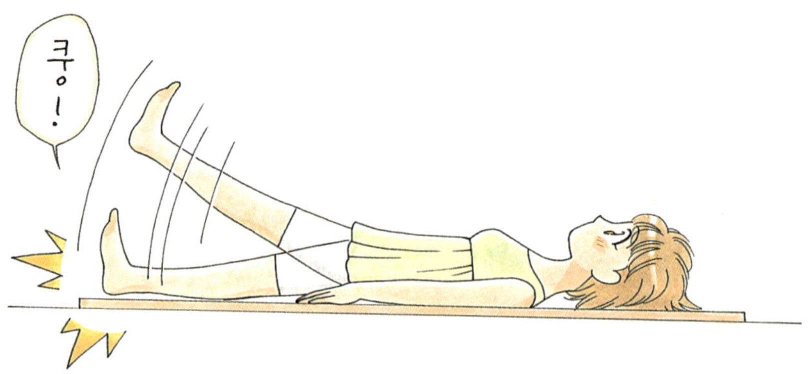

2 숨을 한계까지 다 내쉬었다면, 중력을 느끼면서 다리를 한 번에 '쿵' 하고 소리 나게 떨어뜨린다.

들숨과 날숨 사이를 포착하는 연습을 할 때, 주변 환경을 정리해두지 않으면 위험한 사고가 일어날 수 있다.

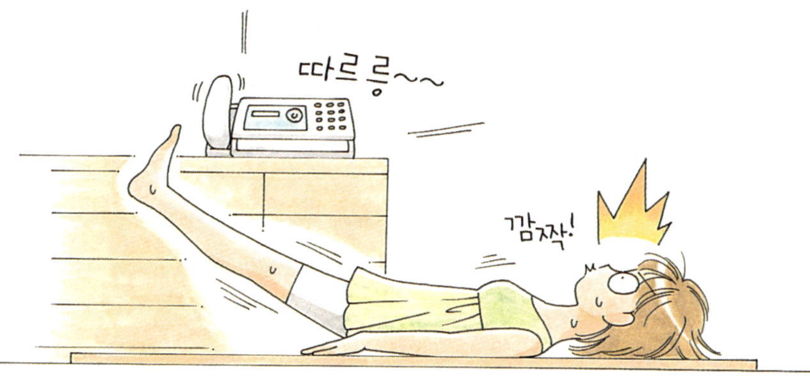

③ 갑자기 전화벨이 울려 깜짝 놀라는 일이 없도록 전화 벨소리도 꺼두자.

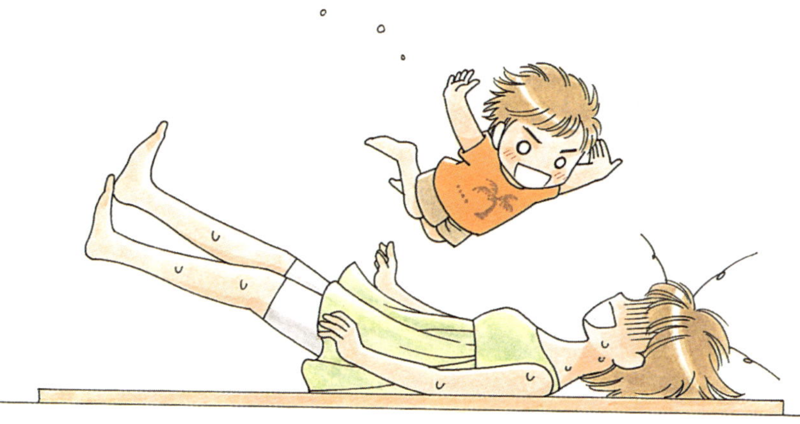

④ 아이가 갑자기 달려들지 않도록 주위 상황을 파악해두자.

POINT

환상적인 S라인 만들기
주변 환경을 충분히 정리하지 않은 채 실시하면 위험한 사고가 일어날 수 있으므로 주의하자!

비뚤어진 몸을 바로잡아야
아름다워진다

혹시 양쪽 신발의 뒷굽 닳는 정도가 크게 달라서 걱정해본 적이 없는가? 이것은 다리 길이가 다르기 때문이 아니라, 골반의 좌우에 차이가 생겨서 몸이 비뚤어졌기 때문에 생기는 현상이다. 걸을 때 왼쪽과 오른쪽의 발소리가 다른 경우도 마찬가지다.

또 기념사진 등을 찍을 때, 사진사에게 "오른쪽 어깨가 내려갔네요. 좀 더 올려주세요"라는 말을 들은 적이 있는가? 그런 경험이 있다면 당신의 몸 역시 틀어져 있을 가능성이 높다.

우리는 몸의 좌우가 똑같다고 생각하지만, 대부분의 사람이 어긋나 있다. 자기 몸이 틀어져 있다는 사실을 인식하는 것에서부터 골반 교정은 시작된다.

운동선수나 운동신경이 뛰어난 사람은 몸의 틀어짐이 적기 때문인지, 좌우 차이 역시 적은 편이다. 그래서 그들은 의식하는 대로 몸을 움직일 수 없다. 무리 없이 이미지대로 몸이 움직이면 운동만 되는 것이 아니라 몸매도 아름다워진다.

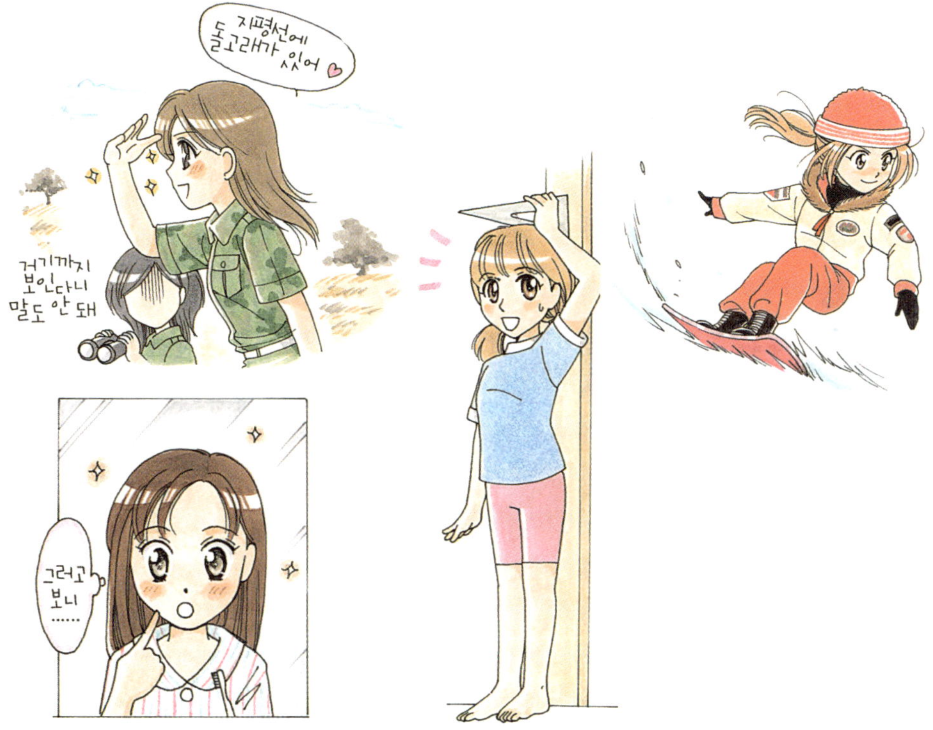

:: 몸이 좌우 대칭이 아닌 사람을 위한 뒤돌아보기 체조 ::

뒤돌아보기 체조는 몸이 틀어지거나 좌우 차이가 심한 사람이 간단히 할 수 있는 체조다.

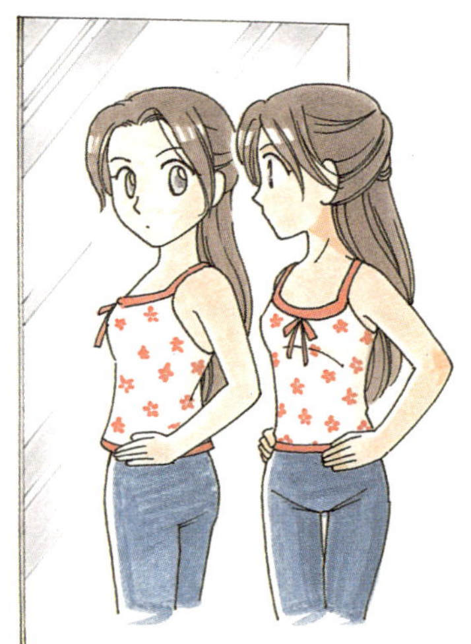

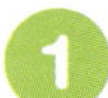

거울에서 30센티미터 정도 떨어져서 거울을 등지고 선다.
오른쪽으로 뒤돌아서 거울을 본다.

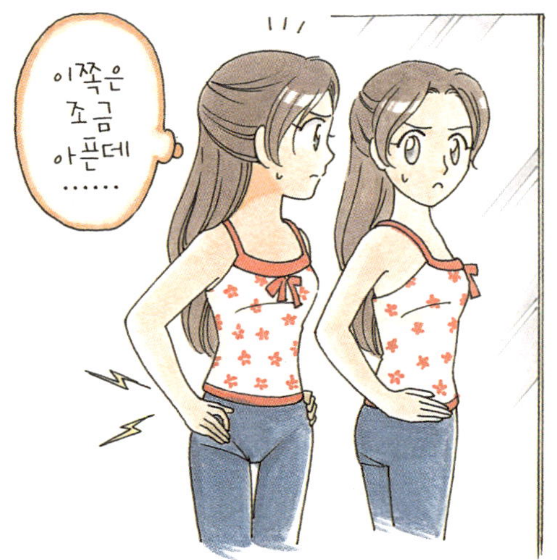

2 이번에는 반대로 왼쪽으로 뒤돌아서 거울을 본다.
이것을 좌우 번갈아 10회씩 반복한다.

POINT

환상적인 S라인 만들기
틀어진 몸을 바로잡으면, 몸매가 아름다워질 뿐만 아니라 운동도 잘할 수 있게 된다!

내 골반이
틀어졌다고?

골반이 틀어지는 원인은 무엇일까? 골반이 틀어지는 주요 원인은 일상생활 중에 무의식적으로 행하는 잘못된 습관 때문이다. 걷는 법, 앉는 법 등 바르지 못한 자세로 인해 발생하는 경우가 대부분이다. 골반이 이상해지면, 그 영향으로 잘못된 자세를 취하게 되고, 그것이 다시 습관이 되어 점점 골반이 틀어지게 되는 악순환이 반복된다.

골반이 비뚤어지면 요통, 냉증, 생리통이 생기고, 하반신이 붓고 두꺼워지며, O자 다리, X자 다리 등이 될 수 있다. 더불어 관절염, 무릎관절, 발목이 휘는 등 온몸에 영향을 미칠 수 있으므로 빠른 시일 안에 비뚤어진 골반을 바로잡아야 한다.

당신의 골반은 좌우 대칭인가?

1. 다리를 모아 옆으로 앉을 때, 항상 같은 방향으로 앉는다.

2. 똑바로 섰을 때, 좌우 어깨 높이나 골반 높이가 다르다.

3. 다리 길이가 다르다.

4. 의자에 앉을 때, 다리를 꼬고 앉는 것이 편하다.

5. 가슴둘레보다 허리둘레가 더 크다.

6. 엉덩이에 군살이 많아 맵시가 나지 않는다.

7. 하반신이 붓는다.

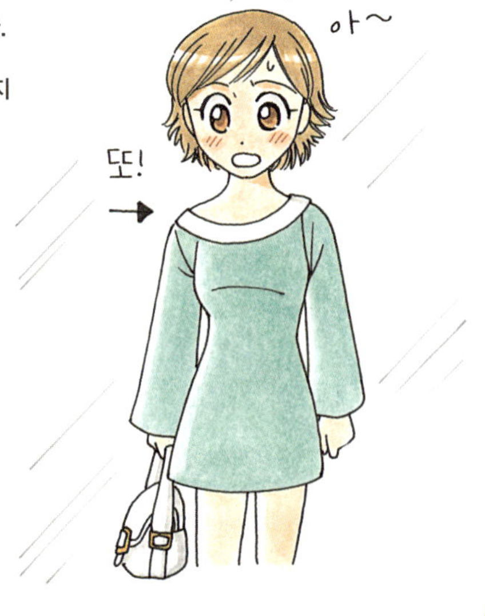

8. 변비 또는 설사를 자주 한다.

9. 생리통이 심하다. 또는 생리불순이다.

10. O자 다리, 또는 X자 다리다.

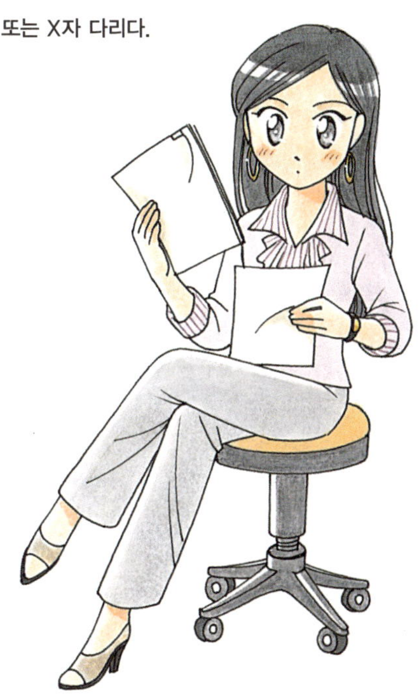

당신이 체크한 개수는 몇 개인가?

체크한 개수가 많은 사람은 골반이 비뚤어졌을 가능성이 높기 때문에
골반을 바로잡을 필요가 있다.

밸런스 체조 1

많은 사람들은 몸의 좌우 균형이 맞지 않으며, 몸 어딘가 비뚤어지거나 휘어진 부분이 있다. 몸의 좌우 불균형을 바로잡으면 생각대로 몸을 움직일 수 있게 된다. 몸의 불균형을 바로잡기 위한 체조를 배워보자.

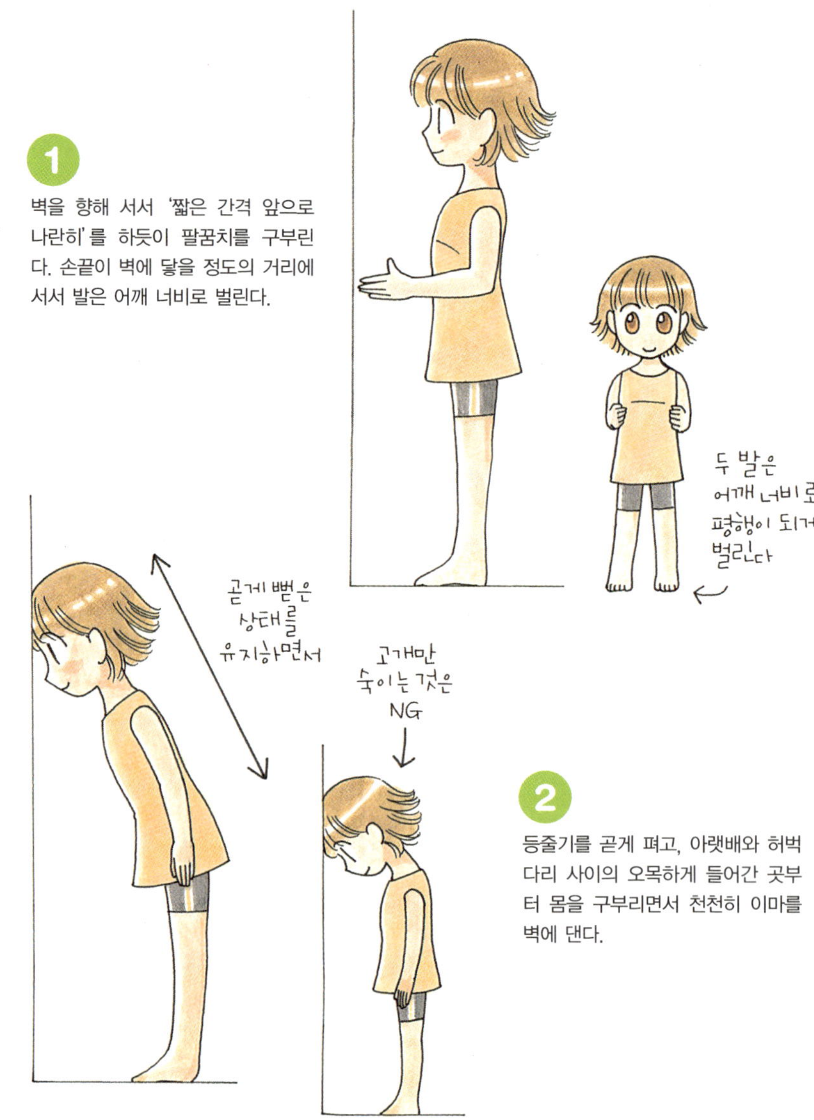

3

②의 상태에서 팔꿈치 힘을 빼고, 양
손을 앞으로 축 늘어뜨린다.

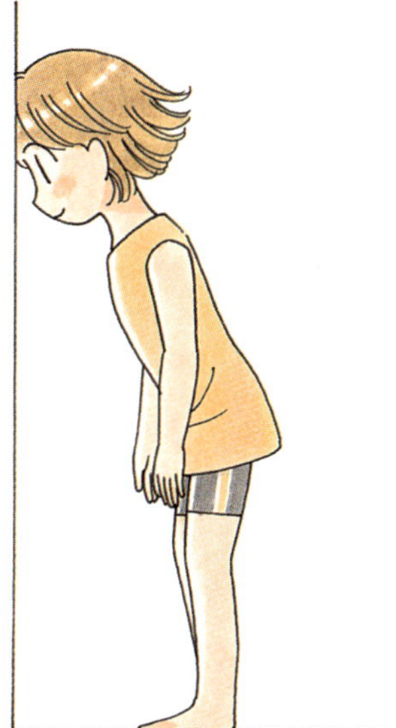

4

체중을 이동하면서 어깨를 교대로
내린다. 이마는 벽에서 떨어지지
않도록 주의하면서 실시한다.

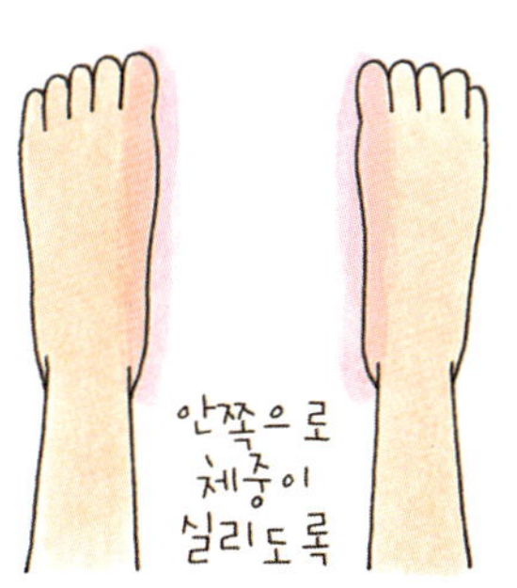

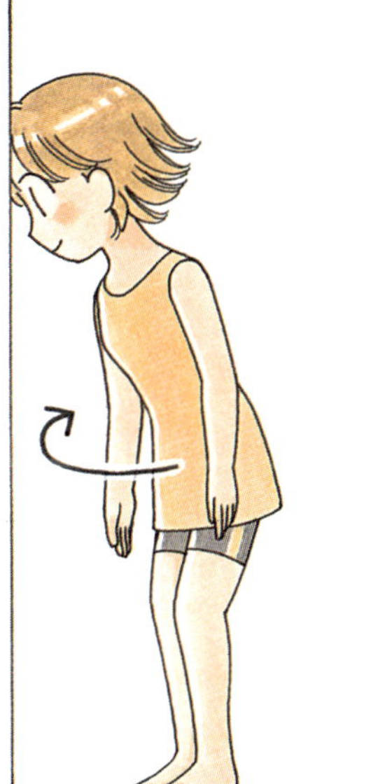

★ 체중을 이동할 때는 발 안쪽에
체중이 실리도록 신경 쓴다.

POINT

환상적인 S라인 만들기
몸의 좌우 불균형을 바로잡으면, 생각대로 몸을 움직일 수 있게 된다!

밸런스 체조 2

몸의 좌우 불균형은 코 막힘과도 관계가 있다고 한다. 코가 한쪽이라도 좋지 않으면 몸의 좌우 불균형이 두개골에도 영향을 미칠 수 있다.

1

코로 천천히 숨을 들이쉬며 심호흡을 한다.

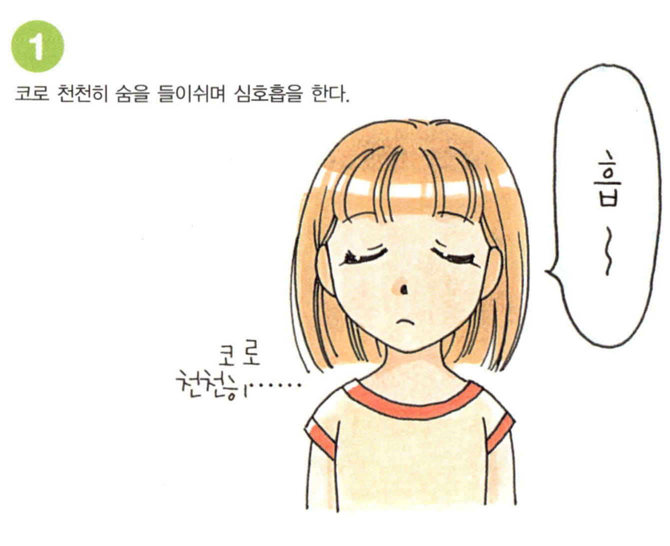

2

큰 빨대를 입에 물듯이 입을 오므리고 숨을 가늘게 내쉰다. ①과 ②를 몇 회 반복해 실시한다.

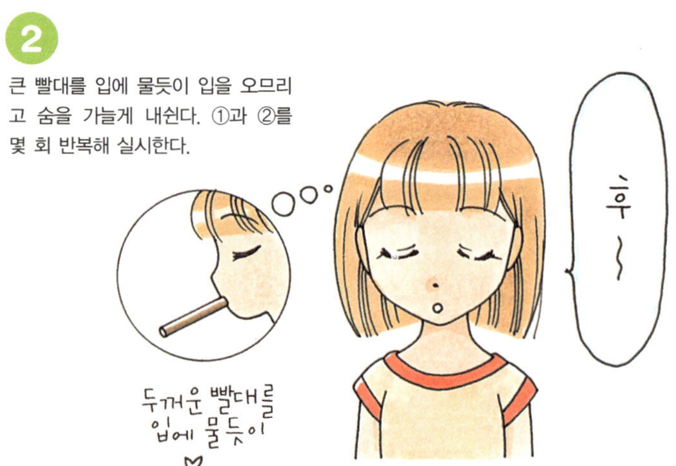

밸런스 체조 3

밸런스 체조 2의 심호흡으로도 막힌 코가 뚫리지 않으면 막혀 있는 코를 누르고 심호흡을 한다. 막히지 않은 쪽의 코로 1분간 심호흡한다.

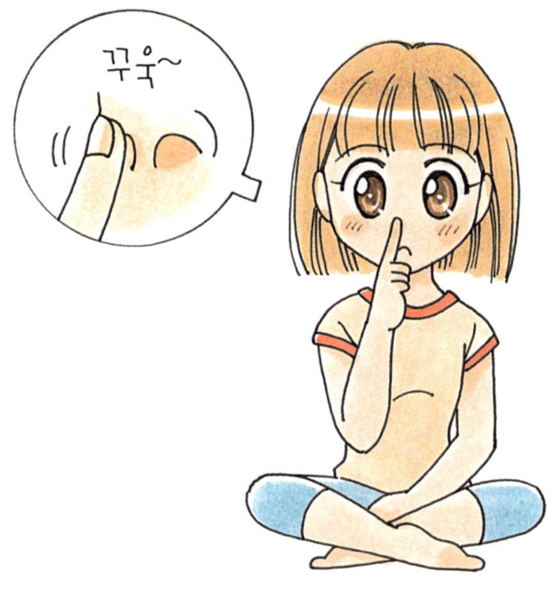

★ 사람의 몸은 움직임을 저해하는 요소가 있으면 거꾸로 반발한다. 코를 누르면 막힐 것 같은데 신기하게도 뚫린다.

POINT

환상적인 S라인 만들기
몸의 좌우 불균형을 바로잡기 위해서 코가 막히지 않도록 주의하자!

나의 견갑골 상태는
어떤가?

골반의 움직임과 견갑골은 밀접한 관계가 있다. 위를 보고 누워서 견갑골의 움직임을 알아보자. 지금 당신의 견갑골이 어떤 상태인지 알아보고, 거기에 대응하는 체조를 하자. 그러면 골반의 움직임이 향상되도록 도와주는 체조의 효과가 더욱 높아질 것이다.

당신의 견갑골 상태 진단 **팔꿈치 붙이기**

위를 보고 누워서 양쪽 팔꿈치를 허리 주변에 붙인다. 팔꿈치의 각도는 90도를 유지하고, 팔꿈치와 손등이 바닥에서 떨어지지 않도록 한다. 어깨에서 힘을 빼고 손바닥은 위를 향한다.

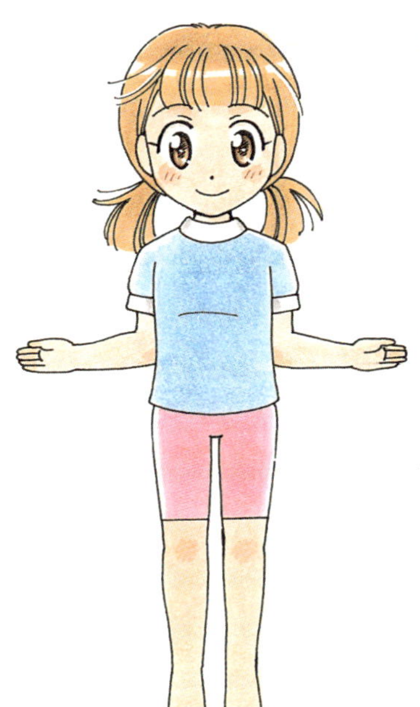

당신의 견갑골 상태를 알아본다
팔꿈치 붙이기 자세가 편한 '닫힌 견갑골 & 골반'

골반과 견갑골이 함께 닫혀 있는 유형이다. 당신은 명랑한 성격으로, 자세도 좋은 편이고, 척주는 아름다운 S자이며, 걸음걸이도 유연할 것이다. 단지 근육이 계속 긴장한 상태여서 가슴은 작을 것이다. 두통이나 어깨 결림을 호소한다. 특히 배란기가 시작되는 14일 전의 고조기에는 골반과 견갑골이 닫히기 때문에 몸이 힘들어진다.

→ 골반 열기 체조 5, 6을 추천한다. 114~116쪽

위를 보고 누운 다음 양 팔꿈치를 어깨 높이로 올린다. 팔꿈치의 각도는 90도를 유지하고, 팔꿈치와 손바닥은 바닥에 확실하게 붙인다. 어깨에서 힘을 빼고 손바닥은 아래로 향한다.

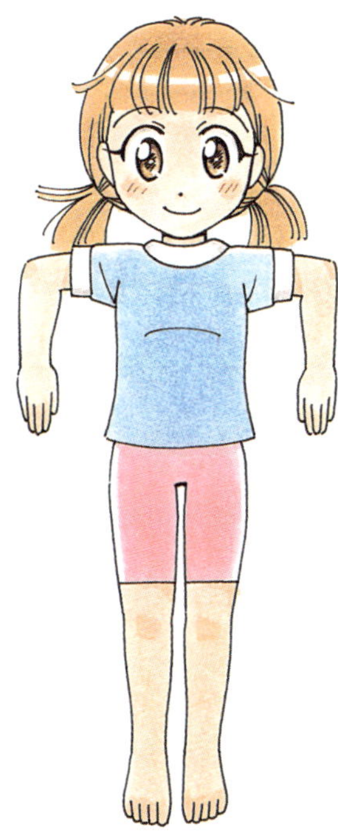

당신의 견갑골 상태를 알아본다
팔꿈치 올리기 자세가 편한 '벌어진 견갑골 & 골반'

골반과 견갑골이 같이 열려 있는 유형이다. 당신은 왠지 모르게 항상 나른함을 느끼고, 등의 라인은 굽은 데 없이 곧으며, 걸음걸이는 쿵쿵 크게 소리를 내며 걸을 것이다. 가슴은 가로로 넓고 비교적 부드러운 편이다. 림프의 흐름이 원활하지 못해 골반이나 견갑골이 조금씩 열리는 동안에는 몸이 잘 붓는다. 생리가 시작되기 14일 전인 저조기에는 특히 신경이 예민해질 것이다.

→ 골반 닫기 체조 5, 6을 추천한다. 98~100쪽

★ '견갑골은 닫혔지만 골반은 열린 유형', 또는 그 반대 유형에 대해서는 다루지 않는다.

POINT

환상적인 S라인 만들기
견갑골이 유연하게 움직이면 골반도 유연하게 움직인다!

피부가 푸석푸석, 건조함이 고민이라면
수분 유지에 주의하자!

골반이 닫힌 유형은 공기가 건조해지면, 피부나 머리카락이 푸석해지고 혈액의 흐름이 나빠질 수 있다. 호흡기가 건조해져서 기침이 나오기도 한다. 몸속에 수분이 부족하면 혈액이 농축되어 걸쭉해질 수 있으므로 조심해야 한다.

혈액 순환이 원활하지 못하면 몸은 영양이 부족하다고 느끼고 식욕을 증가시킨다. 원래 '골반이 닫힌 유형'은 과식하는 경향이 있는 데다 가속이 붙어 더욱 식욕이 왕성해진다.

이 문제를 해결하기 위해서는 몸 안에 수분을 유지하는 것이 중요하다. 건조해서 목이 아프거나 기침이 나올 때는 당장 수분이 필요하지만, 물을 마시면 목이 아파서 좀처럼 수분을 보충하기가 쉽지 않다. 염분을 섭취하는 등 방법을 강구해서 몸 안에 수분이 부족해지지 않도록 유의하자.

얼굴에 스프레이나 미스트 등을 뿌려 건조해지는 것을 막는다. 또 물수건을 입에 물고 있다가 침이 고이면 소량의 물을 머금는다. 그러면 수분이 한결 쉽게 스며든다. 염분을 섭취하고 침이 나온 다음에 따뜻한 차를 마시는 것도 좋다.

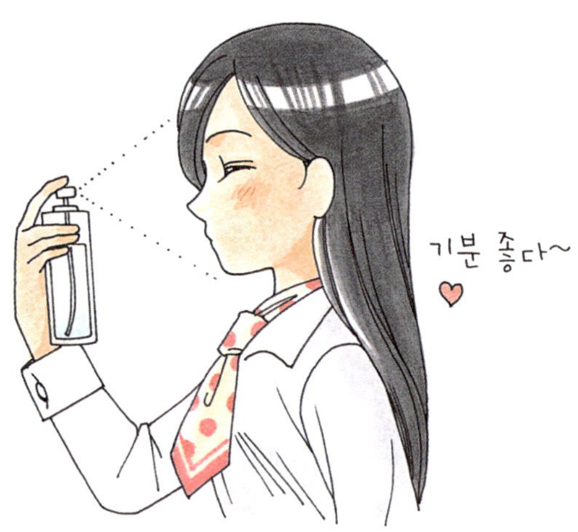

Keep in moisture!

3

사랑받는 다리를 만드는
골반 다이어트

이번에는 '허벅지 근육'을 강화시키자!
근력이 없으면 골반 체조를 아무리 열심히 해도 제대로 효과를 볼 수 없다.
허벅지(내전근)를 단련하면 대퇴부의 늘어진 살이 빠져서 날씬해지고,
바깥쪽의 근육도 조이면서 다리 선이 곧고 매끈해진다!
허버지 근육을 단련하면 이런 유익한 점이 있다.
골반의 움직임도 유연해지고, 체조도 훨씬 잘된다.
20세트를 일주일에 2~3회씩 실시해보자.

굵은 다리는 날씬하게,
가는 다리는 섹시하게!

다리가 날씬해지려면 어떻게 해야 할까?

허벅지에 있는 근육인 내전근을 단련해야 한다. 허벅지는 주로 지방으로 이루어져 있다. 지방은 운동하면 연소되므로, 내전근을 단련해도 다리는 전혀 굵어지지 않는다. 오히려 살이 빠져서 날씬해진다.

허벅다리를 굵게 하는 근육은 대퇴이두근이나 대퇴사두근으로, 바깥쪽에 붙어 있다. 내전근을 강화하면, 이 바깥쪽 근육 역시 탄력적으로 만들어준다. 평소에도 날씬한 허벅지와 탄력 있는 근육을 목표로 내전근 단련 체조를 하자.

내전근이 단련되면, 생리통이 완화되고 변비, 불임 등에도 효과가 있다고 한다.

:: 다리 라인이 아름다워진다! ::

허벅지를 단련하면 지방이 연소되어 살이 빠진다는 사실은 모두 알고 있을 것이다. 그런데 허벅지의 힘을 키움으로써 얻을 수 있는 더 큰 이점이 있다. 바로 다리 라인이 아름다워진다는 것이다.

허벅지 근육을 단련하면 O자 다리를 바로잡아 곧게 펼 수 있고, 고관절을 도와주는 근육도 더불어 단련되므로 일석이조의 효과를 얻을 수 있다. 꾸준히 단련하면 허벅지 전체가 날씬해진다.

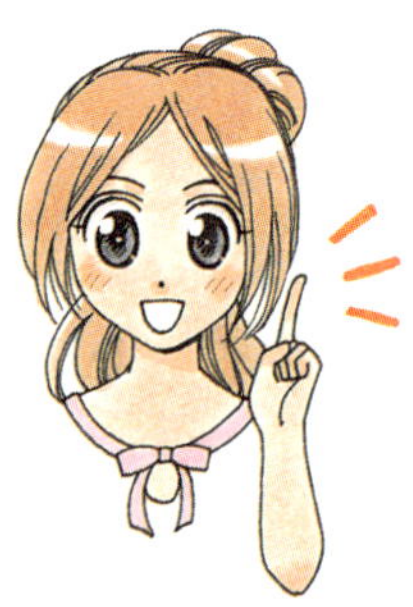

허벅지 근육 단련은
어떻게, 얼마나 해야 할까?

내전근을 단련하는 체조는 60쪽에서 소개할 것이다. 어렵지 않은 체조이므로 틈틈이 하면 좋다.

목욕을 마친 뒤나, 잠자리에 들기 전에 20세트를 2~3회 정도 실시하면 효과적이다. 좀 더 시간 여유가 있는 사람은 하고 싶을 때, 하고 싶은 만큼 하면 된다.

특히 골반이 벌어진 사람은 상체는 날씬한 반면 하체는 통통한 유형이 많다. 허벅지에도 살이 붙기 쉬운 타입이므로, 허벅지의 힘을 강화하여 그동안 신경 쓰였던 허벅지 비만에서 탈출해보자.

반면 골반이 닫힌 사람은 허벅지에 잘 살이 찌는 타입이 아니므로, 적당히 근육이 붙으면 다리의 균형이 좋아질 것이다.

∷ 허벅지의 힘을 강화하면 이런 좋은 점이 있다 ∷

허벅지 근육인 내전근을 단련하면 그 위에 자리한 골반의 움직임이 좋아지고, 골반의 개폐도 원활해진다. 자연히 볼록하게 나온 배가 쏙 들어가고, 냉증인 사람은 증상이 호전된다. 골반이 닫혀서 밤에 편하게 잠들지 못하고 뒤척이던 사람은 숙면을 취할 수 있게 된다.

몸의 상태를 향상시켜주는 내전근 체조를 자주 해주어 더욱더 건강하고 밝은 하루를 만들어보자!

POINT

환상적인 S라인 만들기
허벅지를 단련하면 지방이 연소하여 날씬해지고, 근육이 적당히 붙어서 다리의 균형이 좋아진다!

다리 관리의 시작은 허벅지 안쪽 근육이다

허벅지 근육은 다른 근육과 달라서 어떤 구조로 되어 있는지 파악하기가 어렵다. 얼마나 탄력적인지, 또 얼마나 늘어졌는지 우선 체크해보자.

내전근의 상태를 알려면 '엄지발가락 벌리기'를 해보면 된다. 과연 당신의 허벅지 근육은 제 역할을 다하고 있는지 확인해보자.

:: 엄지발가락 벌리기 체크 ::

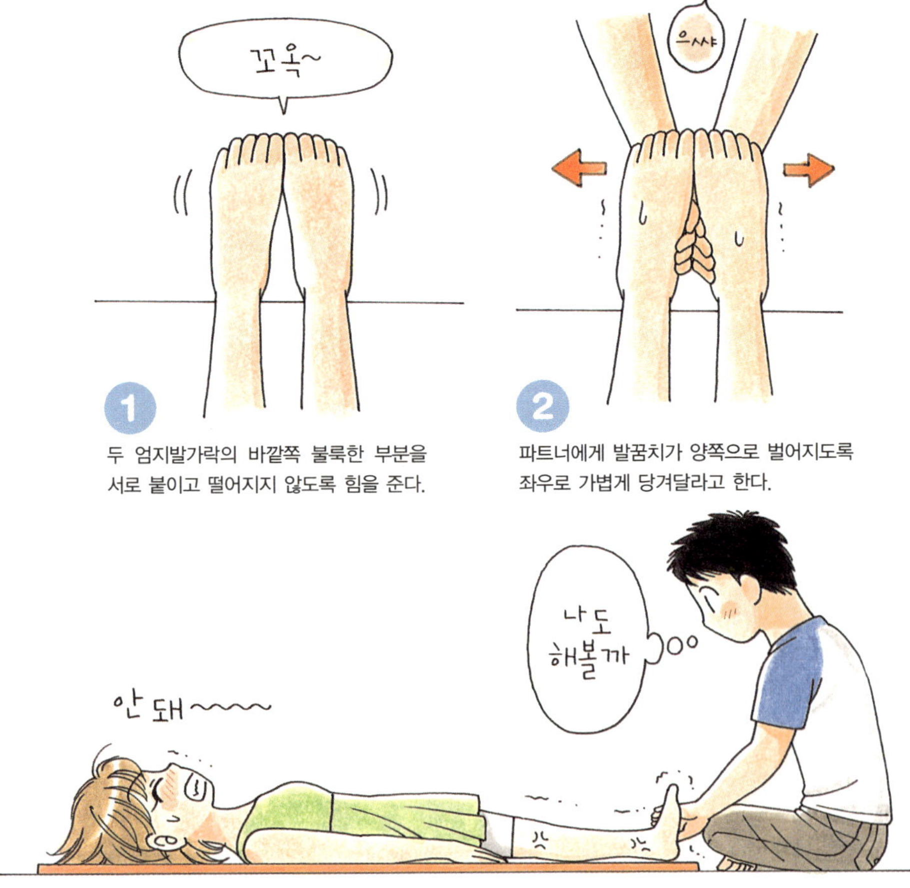

나의 허벅지 힘은
어느 정도일까?

당신의 내전근은 착실하게 제 역할을 다하고 있을까? 앞의 체크 자세는 골반 닫기 체조의 기본 자세다. 내전근을 단련하는 것은 골반이 모아지도록 도와주는 것이라고 생각하면 된다. 특히 배가 볼록하게 나오거나 엉덩이가 처진 사람은 내전근의 근력을 키워주는 것이 좋다.

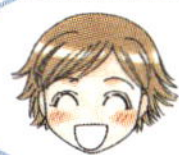

두 손으로 당겨도 엄지발가락이 떨어지지 않는 사람
당신의 허벅지 근력은 이상무!

당신의 내전근은 착실하게 제 역할을 다하고 있으며, 잘 발달되어 있다. 다리 전체가 탄력이 있고 다리도 날씬할 것이다. 내전근이 발달했다는 것은 골반도 원활하게 개폐 동작을 하고 있다는 의미다. 매우 이상적인 상태다.
이 상태를 유지하기 위해 앞으로도 긴장을 늦추지 말고 체조를 하자.

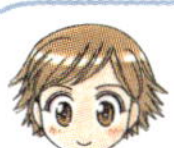

한 손으로 당기면 엄지발가락이 떨어지지 않는 사람
허벅지 근력을 위해 조금만 더 노력하자!

당신의 내전근은 한 발만 더 내딛으면 이상적인 상태에 도달할 수 있다. 성실하게 단련하면 원하는 대로 탄력 있는 다리를 갖게 될 것이다.
현재로서는 골반이 원활하게 움직이는 날과 그렇지 못한 날이 있으며, 하루의 몸 상태도 골반에 따라 달라질 것이다. 허벅지를 강화하여 골반의 상태를 향상시키자!

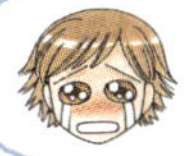

쉽게 엄지발가락이 떨어지는 사람
허벅지 근력을 위해 많은 노력이 필요!

당신은 허벅지에 힘이 들어가지 않을 뿐만 아니라, 군살 역시 많지 않은가? 내전근을 단련하지 않으면 골반이 닫히지 않아서 몸의 움직임이 둔해진다. 이 상태가 계속되면 몸의 상태가 더욱 나빠질 수 있다. 내전근을 단련하여 허벅지 근력을 키우도록 하자!

POINT

환상적인 S라인 만들기
볼록하게 배가 나오거나 엉덩이가 처진 사람은 내전근의 근력을 강화하자!

엄지발가락 부딪치기

엄지발가락을 서로 부딪쳐서 자극을 주는 체조다.
이 체조의 포인트는 바닥에서 발을 20~30센티미터 들어올린 상태에서 엄지발가락을
부딪치는 것이다. 정확히 부딪치면 좋은 소리가 난다. 이때 발등은 직각이 되도록 젖
힌다.

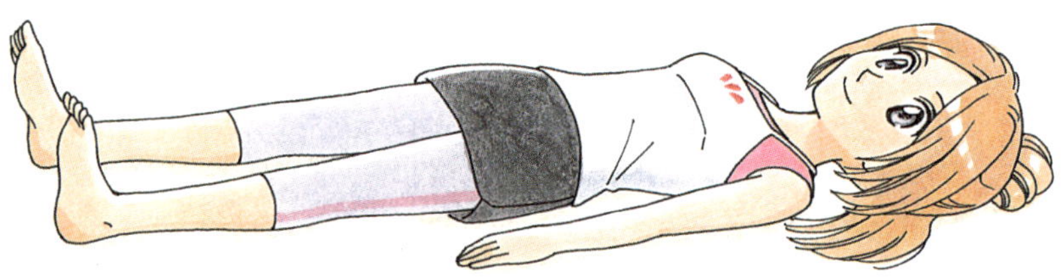

1 위를 보고 누운 다음 다리를 쭉 뻗고, 발등은 직각이 되게 뒤로 젖힌다.

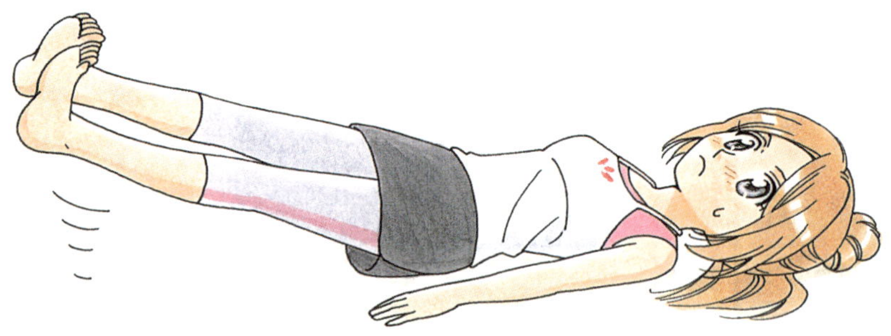

2 발등을 확실하게 젖히고, 발을 20~30센티미터 위로 올린다.

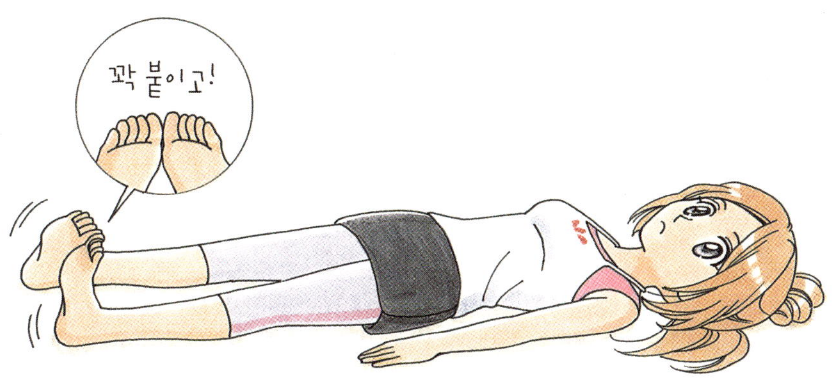

③ 엄지발가락의 연결 부분, 발가락 밑의 불룩한 부분을 소리가 날 정도로 서로 부딪친다.

④

엄지발가락 연결 부분까지 확실
하게 부딪친다. ○

발끝만 부딪치면
아무리 해도 효과가 없다! ✗

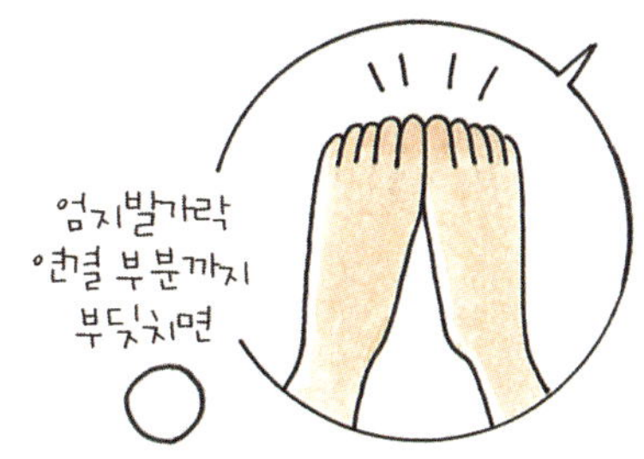

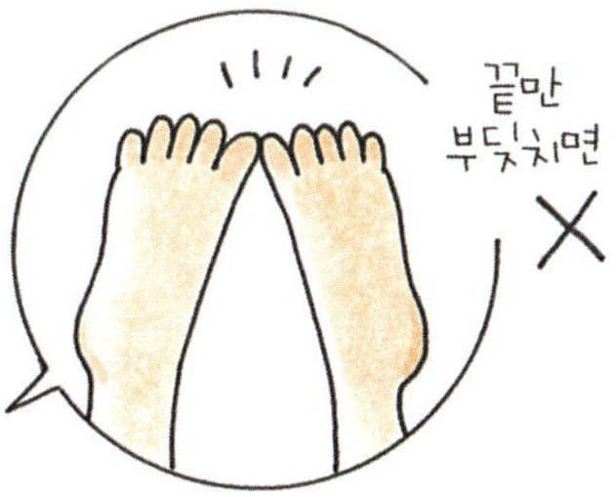

POINT

환상적인 S라인 만들기

엄지발가락을 서로 부딪칠 때, 살짝 부딪치면 NG! 소리가 날 정도로 확실하게 맞부
딪쳐야 한다.

발바닥 박수치기

엄지발가락 부딪치기는 잘 마쳤는가? 만약 따라하기 어려웠다면, 다음에 나오는 발바닥 박수치기를 해보자.

이 체조는 무릎을 굽히지 않는 것이 포인트다. 무릎을 구부린 상태에서 하면 근육이 잘 움직이지 않고, 허벅지 바깥쪽 근육에까지 운동 영향이 미치지 않아, 다리 전체에 살이 빠지지 않는다. 다리를 쭉 뻗은 상태에서 무릎이 구부러지지 않도록 주의하자!

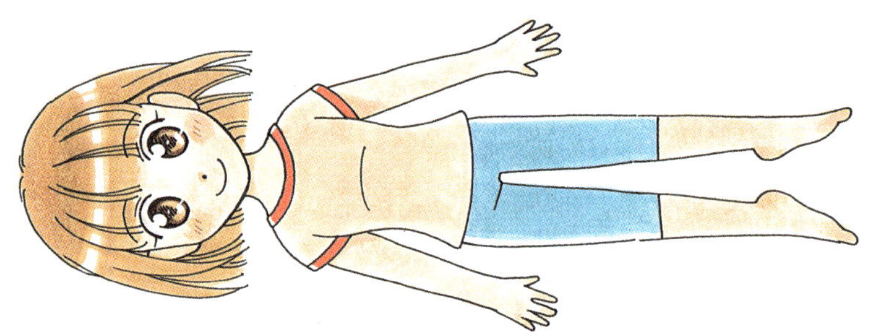

1 위를 보고 누운 다음 발바닥이 서로 마주 보도록 다리를 뻗는다.

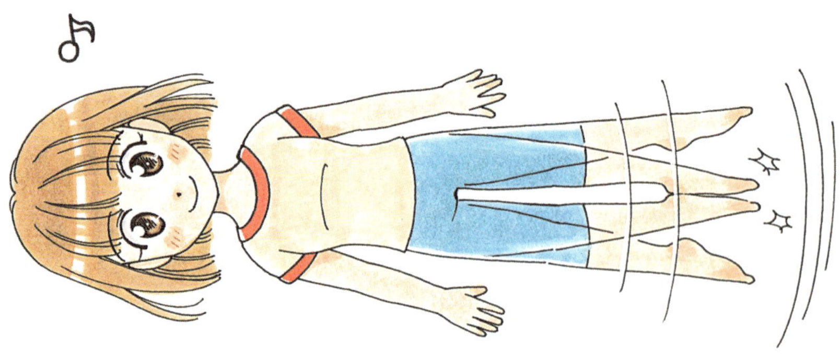

2 발을 바닥에서 살짝 올리고 발바닥으로 박수를 치듯이 부딪친다. 20회 실시한다.

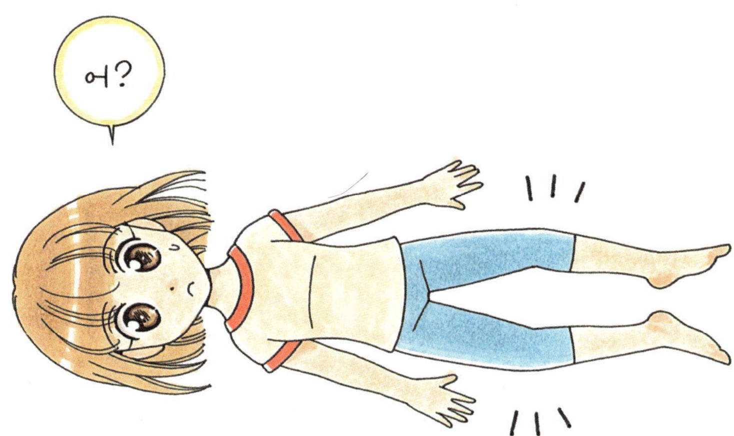

③ 무릎을 구부리거나 골반이 느슨해지지 않도록 주의한다.

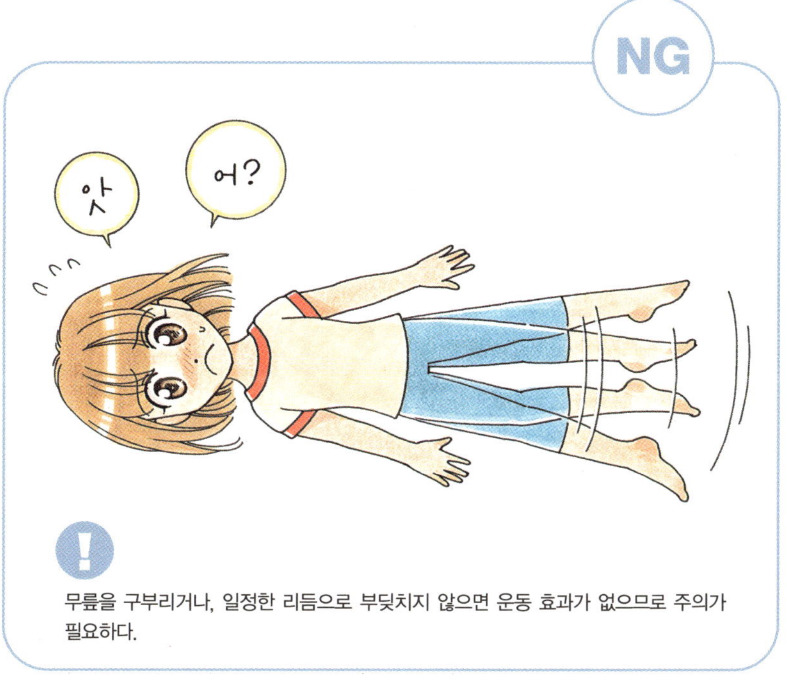

무릎을 구부리거나, 일정한 리듬으로 부딪치지 않으면 운동 효과가 없으므로 주의가
필요하다.

POINT

환상적인 S라인 만들기
무릎을 곧게 뻗은 상태에서 발바닥을 부딪치면 다리가 곧아지고 탄력이 생긴다.

발가락 죄암죄암

혈액의 흐름이 좋지 않으면 발끝이 차가워진다. 특히 발가락은 피가 통하지 않으면 냉해지는 부위다. 발끝이 지나치게 차가우면 건강에도 좋지 않은 영향을 미친다. 몸 전체에 골고루 피가 순환되지 않으면 내전근 단련 체조의 효과가 반감된다. 온몸의 혈액 순환이 원활해지도록 발가락 죄암죄암 체조를 하자.

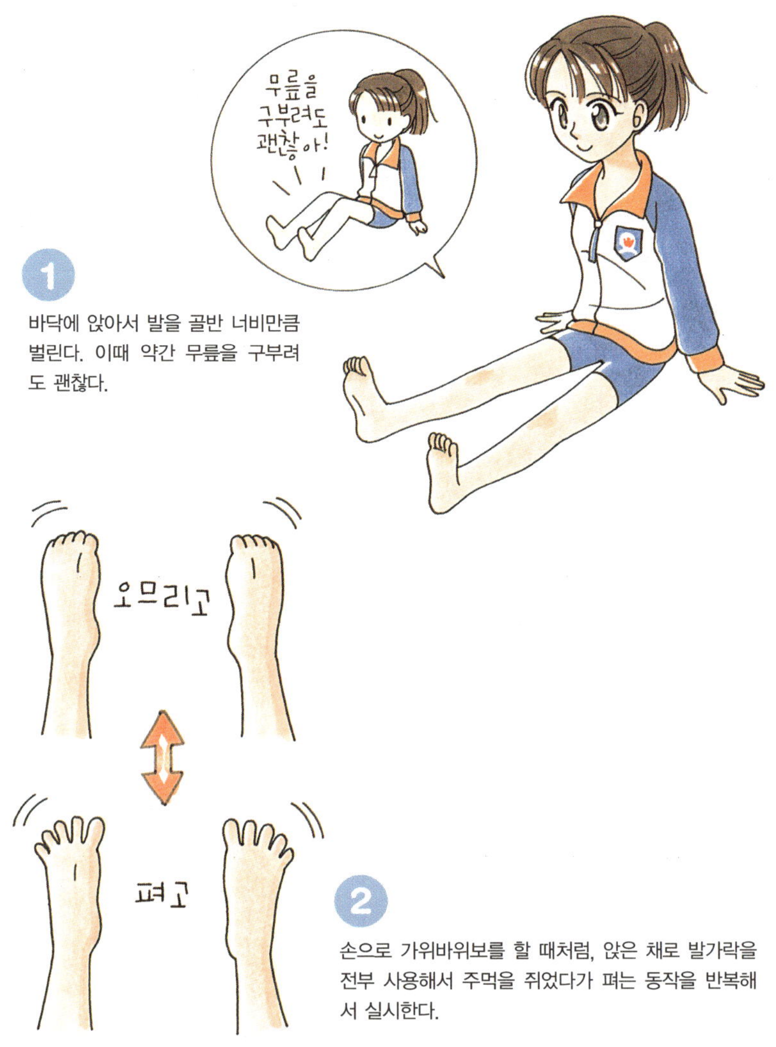

1 바닥에 앉아서 발을 골반 너비만큼 벌린다. 이때 약간 무릎을 구부려도 괜찮다.

2 손으로 가위바위보를 할 때처럼, 앉은 채로 발가락을 전부 사용해서 주먹을 쥐었다가 펴는 동작을 반복해서 실시한다.

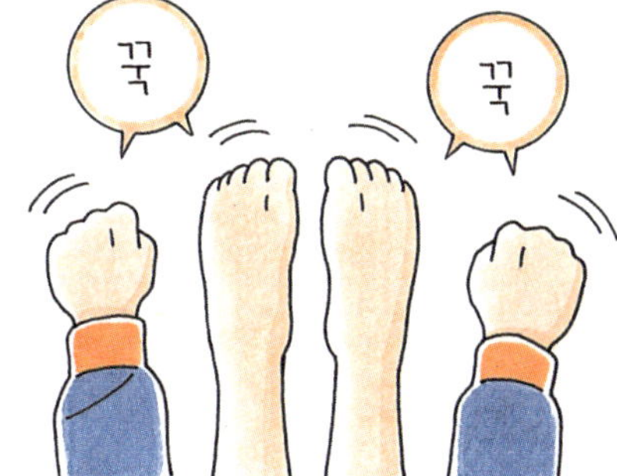

3

양팔을 앞으로 뻗고, 발가락과 함께 주먹을
쥐었다가 펴는 동작을 반복해서 실시한다.

OK 두 손과 발을 거의 똑같이 움직이면 굿. 발가락
을 오므릴 때 모든 발가락이 제1관절부터 구부
러지는 것이 이상적이다.

NG 자주 사용하는 쪽 발은 빠르게 움직이는 반면,
다른 쪽 발은 그 속도를 따라가지 못하는 사람
은 몸의 좌우가 불균형 상태일 가능성이 높다.

NG인 사람을 위한 개선 방법

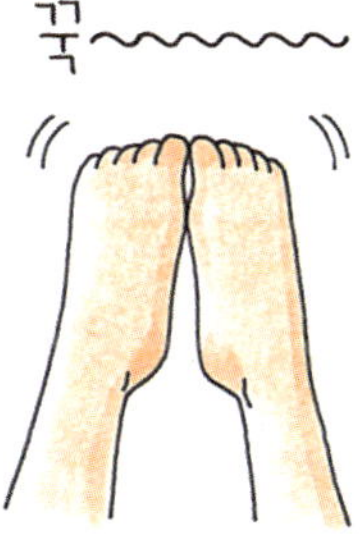

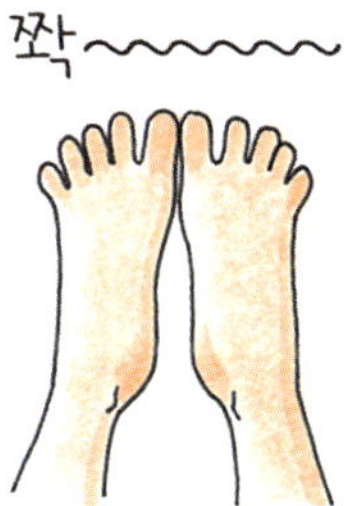

한쪽 발의 속도가 유난히 느린 사람은 왼발과 오른발을 딱 붙이고 같이 죄암죄암을 반복
해서 실시한다. 익숙해지면 두 발 모두 같은 속도로 오므렸다가 펼 수 있게 된다.
인간의 몸은 잘 안 되는 쪽을 잘되는 쪽 가까이에 두면, 함께 잘하게 되는 신기한 구조를
가지고 있다.

POINT

환상적인 S라인 만들기
몸 전체에 피가 원활하게 돌지 않으면 어떤 체조를 해도 제대로 효과를 볼 수 없다.
혈액 순환을 도와주는 체조도 같이 실시하자!

발등 구부리기

앞에서 말했듯이 혈액 순환에 문제가 있으면 발끝이 차가워지고, 내전근 단련을 위한 체조를 해도 소용이 없다. 여기에서 소개할 발등 구부리기는 걸음걸이를 훨씬 유연하게 해주고, 발끝까지 피가 돌도록 혈액 순환을 촉진시켜주는 체조다.

발등을 구부릴 수 있으면, 근육이 유연해져서 안정되게 지면을 움켜쥘 수 있다. 지하철이나 버스가 흔들려도 몸이 앞뒤로 쏠리지 않을 정도로 발바닥과 발등을 사용할 수 있게 되면 혈액의 흐름도 자연스럽게 좋아진다.

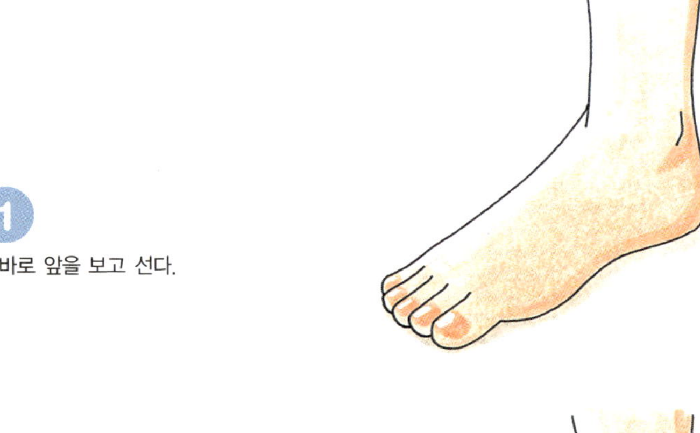

1 똑바로 앞을 보고 선다.

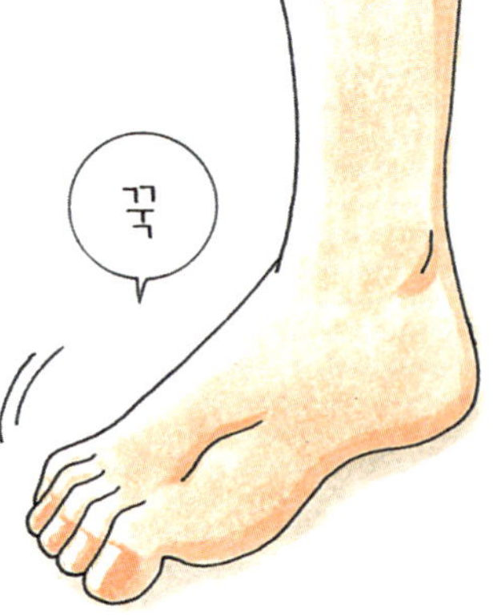

2 발로 지면을 움켜쥐듯이 꼭 발가락을 오므린다.

3

발바닥 한가운데가 움푹 들어가면서 바닥과의 사이에 공간이 생긴다. 발등은 둥글게 볼록해진다.

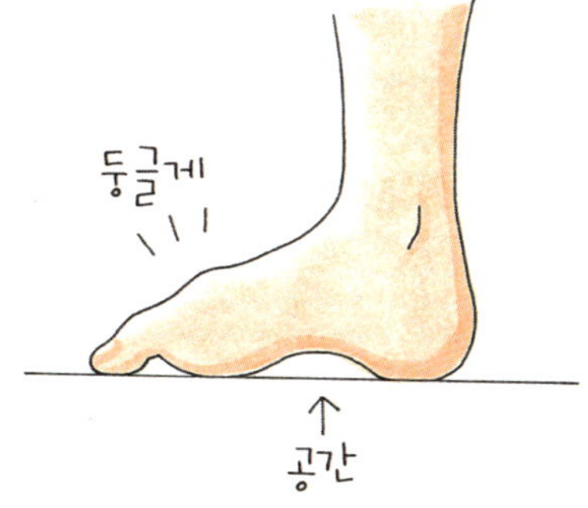

NG인 사람을 위한 개선 방법

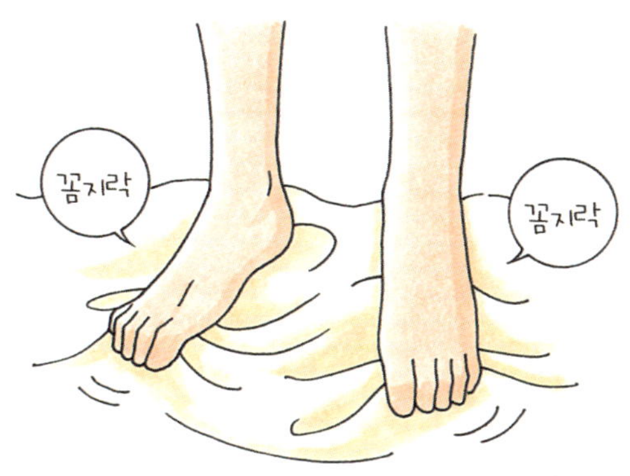

능숙하게 발로 바닥을 움켜쥐지 못하는 사람은 수건 등을 깔고 그것을 끌어당기는 연습을 하자. 서서히 발바닥의 감각이 살아나는 것을 느낄 수 있다.

POINT

환상적인 S라인 만들기

발바닥과 발등을 능숙하게 움직여서 발등을 둥글게 구부릴 수 있으면, 엄지발가락이 휘는 외반모지를 예방할 수 있다.

소홀히 하기 쉬운 발,
발가락 체조로 피로를 풀자

:: 발바닥은 우리 몸을 지탱해주는 신체의 소중한 부분이다 ::

인간은 두 발로 걷기 시작한 이래로, 발바닥으로 다양한 것을 느껴왔다. 지면에 닿는 발바닥에는 많은 자극이 있고, 발은 그 자극을 받으면서 몸의 균형을 유지할 수 있다.

발바닥의 세 지점은 체중을 지탱해주고 자세와 균형을 잡아주는 중요한 역할을 담당하고 있다. 그 세 지점은 엄지발가락 아랫부분인 무지구, 새끼발가락의 아랫부분인 소지구, 그리고 발뒤꿈치다. 하지만 혈액의 흐름이 순조롭지 못하면 몸 아래까지 혈액이 돌지 않아 잘 움직일 수 없게 된다. 특히 발끝은 혈액 순환이 잘 안 되는 곳이므로, 이 중요한 세 지점으로 버틸 수 없게 되는 것이다.

게다가 발가락이 구부러지는 딱딱한 신발이나 꼭 끼는 신발을 신게 되면 발바닥의 균형이 쉽게 무너진다.

그런 상태로 걷다 보면 중심을 잡아주지 못하므로 몸이 비뚤어지고 몸의 좌우 불균형을 초래한다. 어깨 결림, 요통, 생리불순 등의 원인이 되기도 하고, 허벅지 근육이 약해져 골반의 개폐 동작이 원활하게 이루어지지 않는다.

신발을 점검해보는 것과 아울러 발가락 죄암죄암 체조와 발등 구부리기 체조를 해보자. 혈액 순환을 촉진시켜주는 체조는 내전근 단련하기 체조와 골반 체조를 하는 데 있어 매우 중요하다.

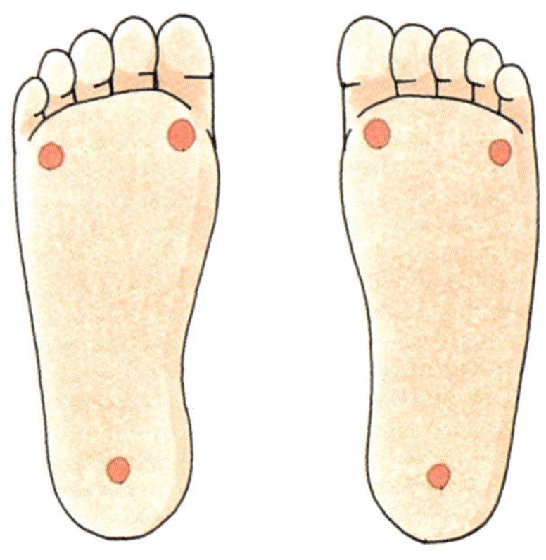

∷ 발목 안쪽의 복사뼈에 주목! ∷

발목 안쪽의 복사뼈 주위에는 삼음교라는 혈이 있다. 정확하게는 발목 안쪽의 복사뼈 튀어나온 부분에서 손가락 4개 정도 위로 올라간 우묵한 곳에 있다.

이 혈은 냉증이나 불임 등에 효과가 있는 것으로 알려져 있으며, 이곳을 눌러주면 혈액 순환을 촉진한다고 한다.

발 안쪽 복사뼈가 아픈 사람은 평소에도 발끝에 혈액 순환이 잘되지 않았을 것이다. 생리통이나 불임 증상을 보일 가능성도 있다. 그런 장애가 발생하지 않도록 평소에 일상생활 속에서 혈액의 흐름이 원활해지도록 도와주는 발가락 죄암죄암 체조를 열심히 하자.

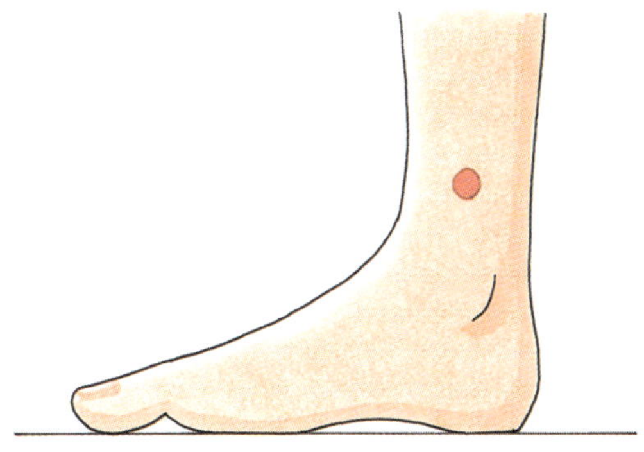

환상적인 S라인 만들기
사람의 몸을 지탱해주는 세 지점의 혈액 순환을 향상시켜, 내전근의 단련을 돕자!

발가락 힘을 기르면
다리 전체가 아름다워진다

발의 아치(발바닥의 움푹 들어간 부분)는 바닥을 확실하게 움켜쥐어서 바닥에서 오는 충격을 흡수한다. 아치의 위치가 너무 높거나 너무 낮으면 좋지 않다. 경우에 따라선 통증을 느끼기도 한다. 선천적으로 평발이거나 발등이 높은 사람도 있다. 사람마다 코의 높이가 다른 것과 마찬가지다. 골반이 벌어진 사람은 평발이, 골반이 닫힌 사람은 발등이 높은 듯하다. 또 물집과 굳은살이 잘 생기는 위치에 따라서 골반의 유형을 알 수 있다.

골반이 벌어진 유형 → **새끼발가락 쪽 측면에서 발뒤꿈치에 걸쳐**

골반이 닫힌 유형 → **두 번째 발가락의 연결 부위 주변**

골반의 개폐가 어느 한쪽으로 치우치면, 발바닥이 딱딱해지고 발의 피로와 통증으로 이어진다. 발가락에 근력이 있어서 쉽게 지치지 않는 발은 물집이나 굳은살이 없고, 발바닥의 측면을 꽉 쥐었을 때 갓난아기의 발과 같이 부드럽다. 발바닥의 움직임을 좋게 하고, 근육을 정상적으로 움직이게 하기 위해서도 발등 구부리기 체조는 중요하다.

발바닥에 힘이 들어가고, 발가락을 제대로 사용할 수 있으면 바르게 설 수 있게 되고, 등 근육이 곧게 펴져 자세가 좋아진다. 이 체조는 전체적으로 몸의 균형을 바로잡아주는 효과가 있다.

:: 발바닥으로 몸의 건강 상태를 알 수 있다? ::

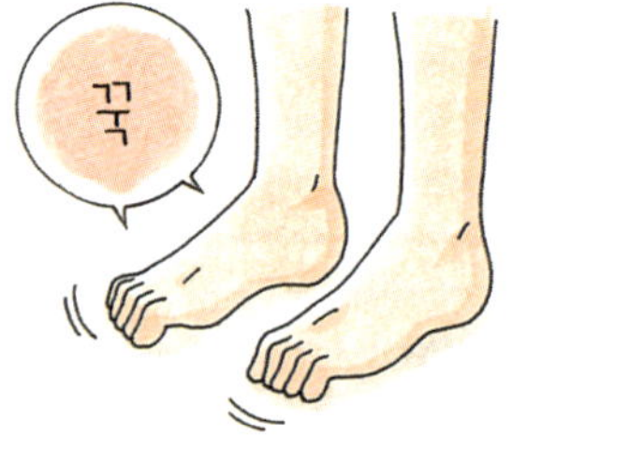

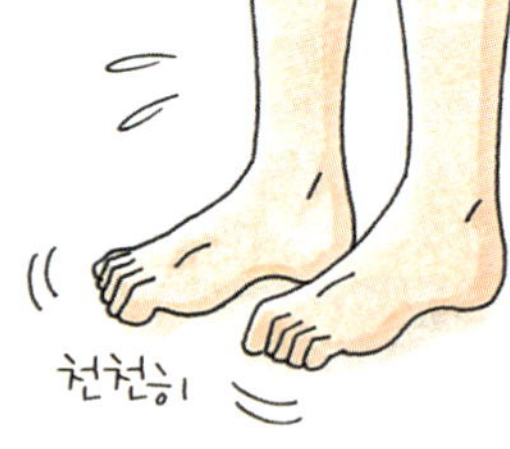

1 발바닥을 사용해서 앞으로 걸어가 보자. 발가락으로 바닥을 꽉 움켜쥐고, 발가락을 오므렸다 펴기를 실시한다. 그것만으로도 앞으로 나아갈 수 있다면 발에 힘이 들어가서 균형도 잡을 수 있게 된다.

2 위를 향해 누운 다음, 발바닥의 긴장을 푼다. 발바닥에 무리하게 힘이 들어가 있지 않으면 OK.

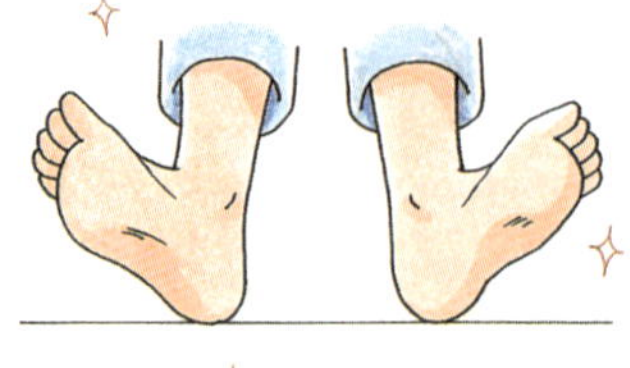

:: 신발 선택에도 주의가 필요하다 ::

앞에서 발바닥으로 몸을 지탱하는 데는 신발도 중요하게 작용한다고 했다. 신발을 선택할 때는 '발의 움직임을 방해하지 않는 신발'이 가장 좋다. 굽이 낮은 신발은 좋고 높은 신발은 좋지 않다는 얘기가 아니다. 무엇보다 발이 편해야 한다. 굽이 높은 구두를 신을 때는 안쪽에 미끄럼 방지 쿠션을 까는 등 방법을 모색하도록 하자.

하지만 신었을 때 발이 편하고 디자인도 마음에 드는 신발을 찾기는 참으로 힘들다. 그런 신발을 발견했다면 망설이지 말고 두 켤레 구입할 것을 권한다. 조리 모양의 신발은 발을 떼는 순간 바닥을 움켜쥐기 위해 발의 아치를 사용하게 된다. 발가락에 힘을 주다 보면 자연스럽게 발바닥의 근육을 단련하게 된다.

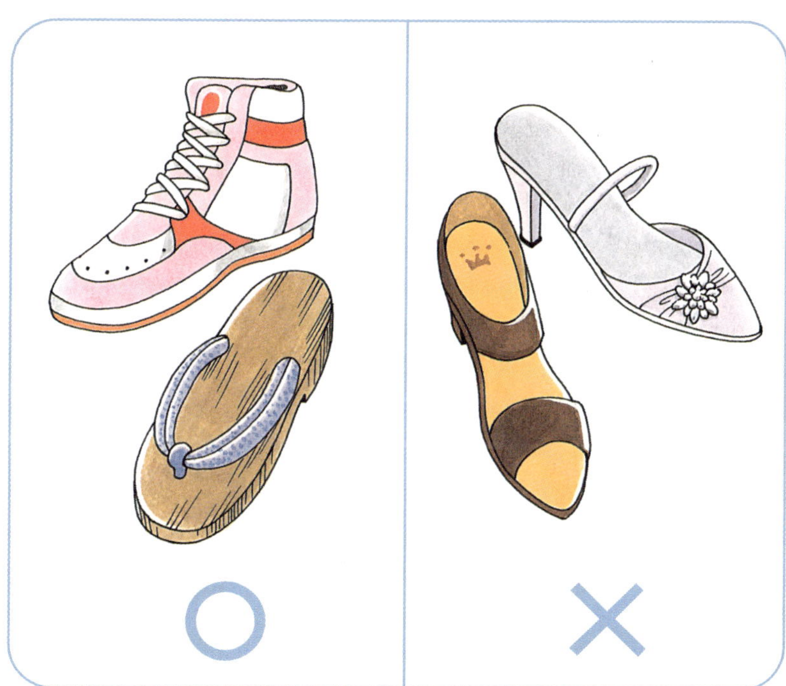

POINT

발바닥의 움직임이 좋아지고 근육이 정상적으로 움직이면, 등줄기가 곧게 펴져서 자세가 좋아진다.

왠지 나른하고 무기력하다면
견갑골을 자극하라

운동 부족, 수면 부족, 눈의 피로, 잘못된 자세 등 다양한 원인으로 자율신경의 기능이 떨어지면 면역력이 저하된다. 왠지 몸이 나른하고 무기력하다……. 그럴 때는 면역력이 떨어진 건 아닌지 의심해보자.

몸과 마음의 피로를 풀고 활력을 되찾기 위해서는 적당한 운동과 냉증 등을 개선해야 한다. 혈액 순환이 원활해지기만 해도 몸의 상태가 좋아지는 것을 느낄 수 있다. 이때 흉부를 자극하여 면역력을 강화시켜주고, 어깨나 등의 혈액 순환을 촉진시켜주는 '견갑골 흔들기'를 권한다. 이 체조는 뇌의 혈액 순환을 도와주어 머리를 맑게 해준다.

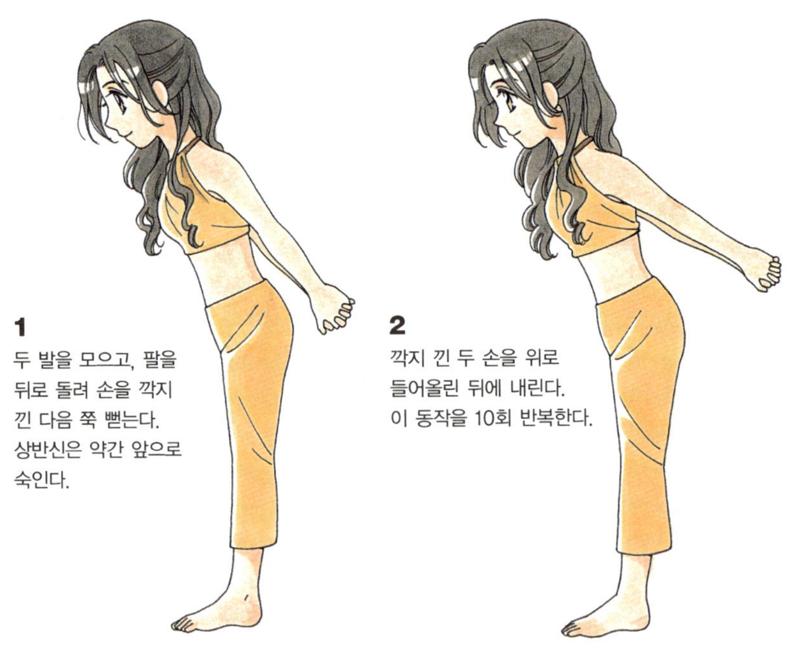

1
두 발을 모으고, 팔을
뒤로 돌려 손을 깍지
낀 다음 쭉 뻗는다.
상반신은 약간 앞으로
숙인다.

2
깍지 낀 두 손을 위로
들어올린 뒤에 내린다.
이 동작을 10회 반복한다.

4

날씬해지는 비결 ,
몸의 힘을 완전히 빼라

온몸에 힘을 빼고 자연스러운 상태에 있을 때,
골반의 움직임이 좋아지고 탁했던 혈액도 깨끗해진다.
자연히 피부도 좋아지고 몸도 가볍게 느껴진다.
여기서는 간단하게 몸의 긴장을 풀어주는 방법을 소개하겠다.
매일 출퇴근하면서 쌓이는 피로와 업무 스트레스 등으로 몸이 딱딱하게 굳어 있을 것이다.
이 체조는 경직된 몸을 풀어주고, 불필요한 힘이 들어가지 않게 해준다.
몸이 긴장하고 있으면 아무리 자극을 줘도 골반이 움직이지 않는다.
온몸의 긴장을 풀고 나이보다 더 어려 보이는 몸매를 만들자.

몸의 힘을 빼지 않으면
골반은 꿈쩍도 하지 않는다

골반은 단순히 움직이려 한다고 해서 움직여지지 않는다. 골반 체조를 할 때 긴장으로 몸에 힘이 들어가 있으면 애써서 체조를 해도 소용이 없다.

골반 체조를 하기 전에 몸의 긴장을 풀어주는 체조를 해보자. 몸이 기분 좋은 자극을 느낄 것이다.

몸이 긴장하고 있으면 골반은 움직이지 않는다. 하반신에 자극을 주어 골반과 뇌가 원활하게 활동할 수 있게 하자. 허리를 좌우로 크게 움직여 그 반동으로 골반이 자연스럽게 움직이도록 하는 것이 좋다.

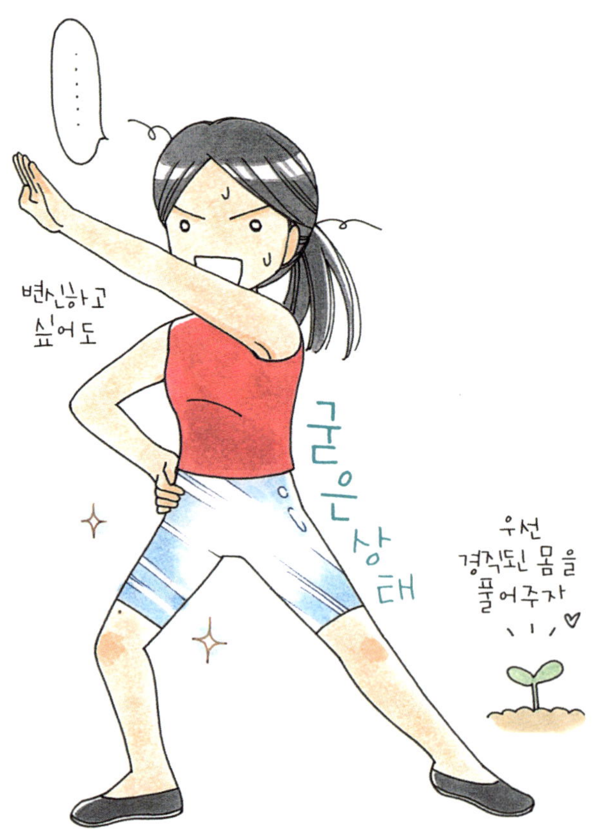

∷ 신발 뒷굽이 유난히 한쪽만 닳는다? ∷

평소에 우리는 의식하지 못하는 사이에 몸이 움직이는 경우가 있다. 예를 들면 어느새 스커트가 돌아가 있다든지, 신발의 뒷굽이 꼭 한쪽만 닳아 있다든지, 바지 밑단 길이가 다르다든지…….

이런 경험이 있다면, 당신의 몸 어딘가가 어긋나 있어 좌우 균형에 차이가 생겼다고 봐야 한다. 이 어긋난 부분을 바로잡아야 골반의 움직임도 개선된다.

굳어진 몸을 풀어주는 허리 좌우 흔들기 체조(76쪽~)를 하면, 어느 부분에서 좌우 차이가 나는지 알 수 있다. 좌우 차이를 바로잡는 밸런스 체조를 참고하도록 하자(48~51쪽).

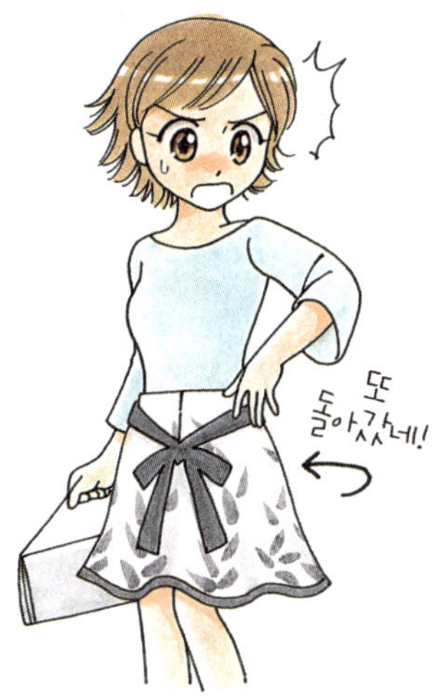

어느 틈에 스커트가 돌아가 있다.

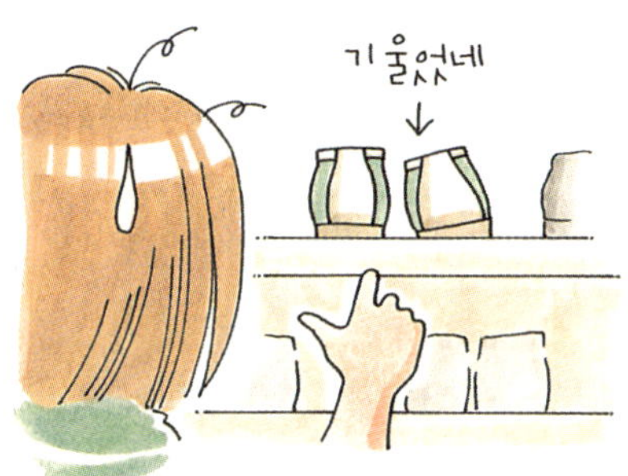

신발 뒷굽이 유난히 한쪽만 닳는다.

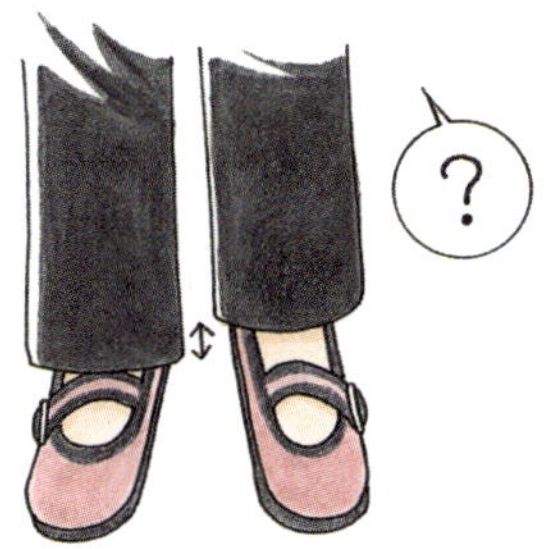

바지의 양쪽 밑단 길이가
다른 것이 신경 쓰인다.

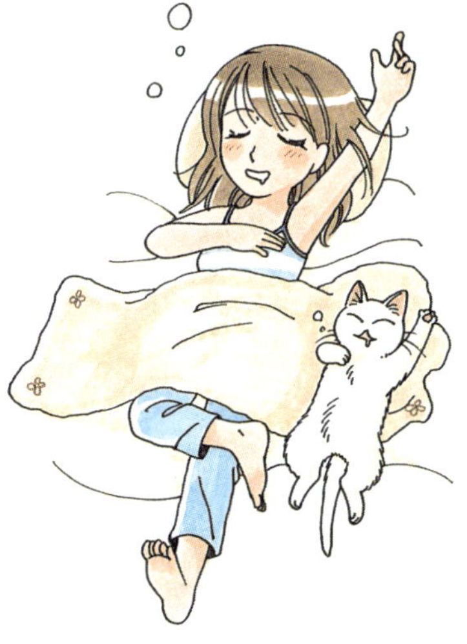

자다 보면 한쪽 골반이 벌어지는 것 때문에
숫자 4모양이 되어 있다.

허리 좌우 흔들기

하반신에서 힘을 빼고 몸이 편안한 상태가 되면 긴장으로 경직되어 있던 근육이 풀려서 골반 체조의 효과가 향상된다.

여기에서 소개할 '허리 좌우 흔들기'는 20쪽에 있는 '발 좌우 흔들기'와 마찬가지로 몸의 긴장을 풀어주는 역할을 한다.

골반이 닫힌 사람은 힘을 빼기가 쉽지 않을 수도 있다. 그런 사람은 가족이나 파트너의 도움(77쪽)을 받도록 하자.

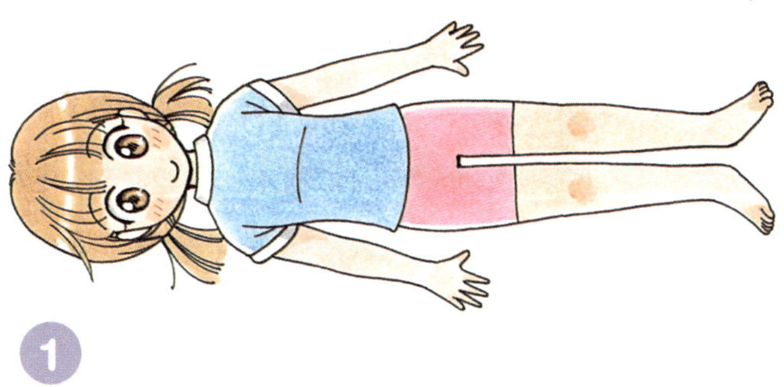

1

위를 보고 누워서 발을 약간 벌린다.

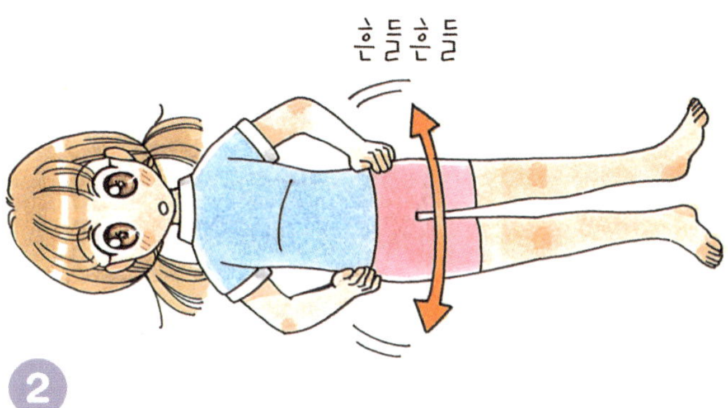

2

허리에서부터 몸을 좌우로 흔들어준다.

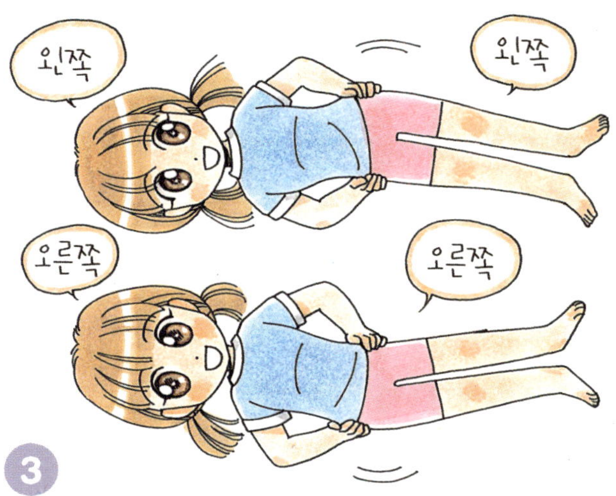

③ 허리를 좌우로 흔들 때는 "오른쪽, 왼쪽" 하고 소리를 내면서, 허리를 바닥에 내리누르듯이 한다.

∷ 몸에 불필요한 힘이 들어가지 않도록 주의하자! ∷

허리를 좌우로 흔들 때 발끝이 자연스럽게 흔들린다면, 몸에서 긴장이 풀렸다는 의미다. 혼자 몸의 힘을 빼기 힘든 경우에는, 가족이나 파트너의 도움을 받도록 하자. 다른 사람이 옆에서 허리를 흔들어주면 몸이 한결 움직이기 수월해지고, 하반신에서 점차 힘이 빠져나간다.

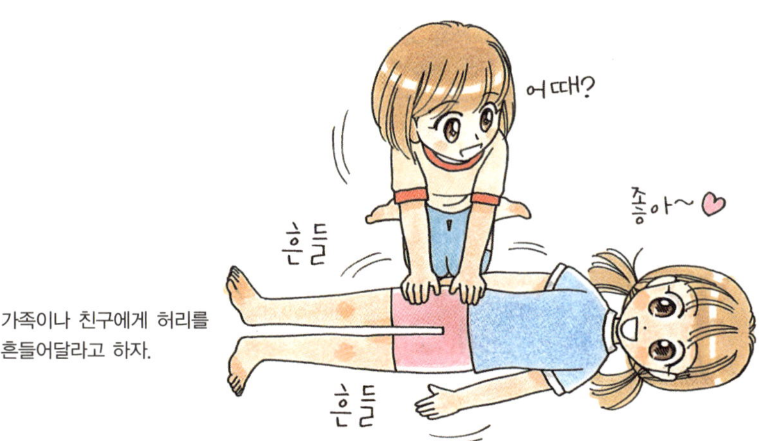

가족이나 친구에게 허리를 흔들어달라고 하자.

<table>
<tr><td>POINT</td><td>

환상적인 S라인 만들기

하반신에서 힘을 빼고 체조를 해야 운동 효과를 높일 수 있으며, 다리가 날씬해지고 다이어트에도 뛰어난 효과를 볼 수 있다.
</td></tr>
</table>

보조 체조

여기에서는 허리를 능숙하게 좌우로 흔들지 못하는 사람을 위해 도움을 줄 수 있는 보조운동을 소개하겠다.

평평한 바닥에 누웠을 때, 선골과 미골이 바닥에 닿는 사람은 골반이 닫힌 유형이다. 몸에서 긴장을 풀기가 어렵다. 그런 사람은 다음에 나오는 운동부터 시작해보자.

:: 다리 올려놓기 체조 ::

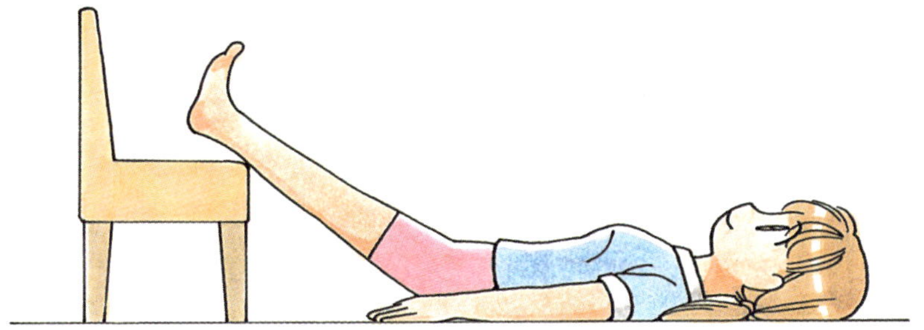

의자나 소파에 발을 올려놓고 무릎 정도의 높이까지 다리를 올린다. 그대로 중력을 느끼며 몸의 힘을 뺀다.

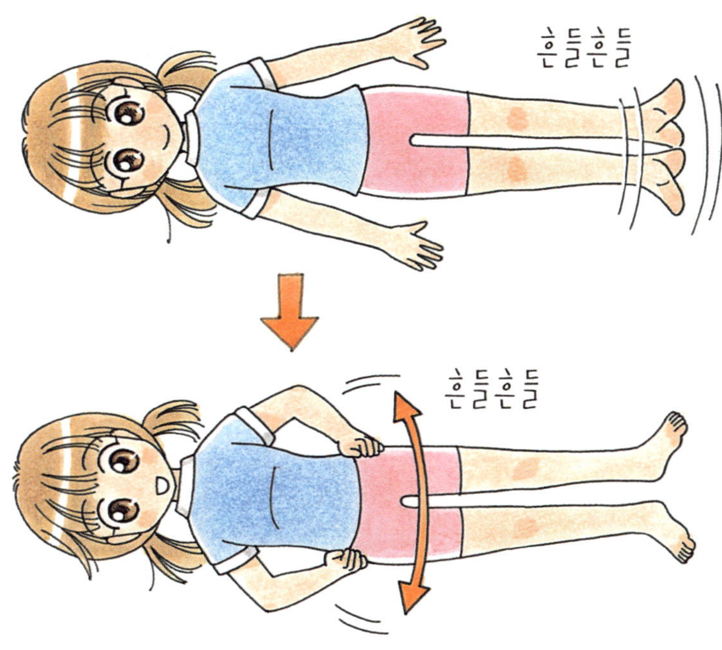

1 위를 보고 누워서 발뒤꿈치에 힘을 주고 발끝을 좌우로 흔든다. 인사할 때 손을 흔드는 이미지를 떠올리며 발을 흔든다.

2 발끝 흔들기가 익숙해지면 허리 좌우 흔들기 체조를 실시한다. 두 체조를 함께 실시하면 의외로 금방 익숙해진다.

POINT

환상적인 S라인 만들기
발 좌우 흔들기와 허리 좌우 흔들기를 함께 해보자. 뭉친 근육이 풀릴 뿐만 아니라 다리가 날씬해진다.

선장관절 자극하기

온몸을 유연하게 하는 동시에 관절도 유연하게 만들어서 엉덩이를 탄력 있게 해준다. 몸통과 다리를 연결하는 선장관절(골반에서 선골과 장골이 연결된 관절) 유연 체조를 통해서 엉덩이 근육이 단련되면, 관절의 개폐가 원활해져 골반 전체가 부드럽게 움직인다.

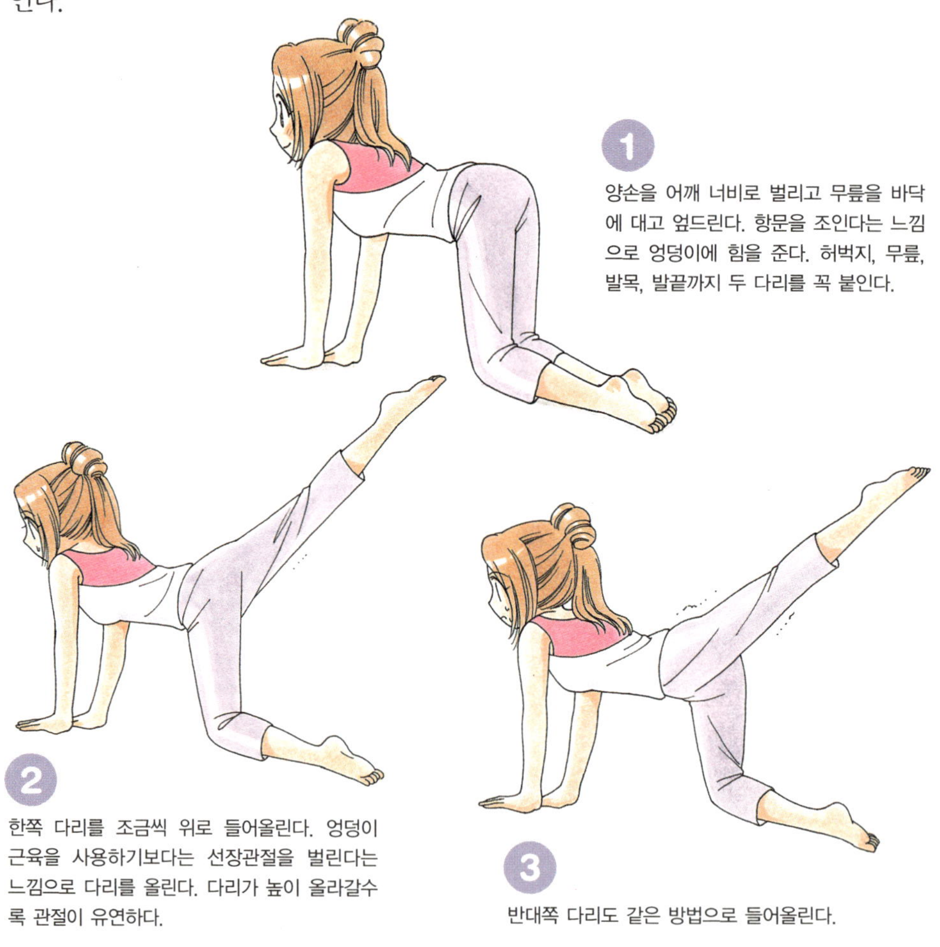

> **POINT**
>
> **환상적인 S라인 만들기**
> 몸에서 긴장을 풀어주고 관절을 유연하게 만들어 골반이 원활하게 움직이게 하자!

골반과 뇌를 자극한다
발 떨어뜨리기

골반 체조에서 가장 핵심이 되는 것이 '발 떨어뜨리기' 체조다.

떨어진 발뒤꿈치가 바닥에 부딪칠 때 골반과 뇌에 자극을 준다. 이 자극으로 인해 신경반사가 일어나고 골반이 움직이는, 무의식 운동이 이루어진다.

발을 떨어뜨릴 때 힘이 들어가 있으면 약한 소리가 난다. 발을 떨어뜨리는 것이 아니라 천천히 내린다는 느낌이 들면 효과가 없다. 중력에 몸을 맡기고 '쿵' 하고 좋은 소리가 날 정도로 순간적으로 힘을 빼야 한다.

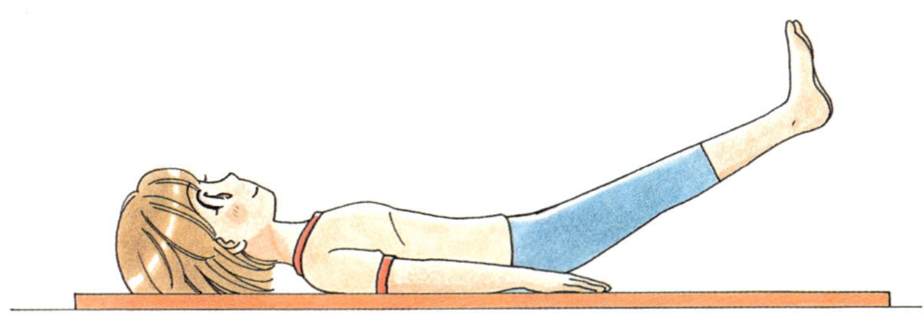

1 바닥에 매트를 깔고, 그 위에 눕는다. 발 좌우 흔들기 체조(20쪽)와 허리 좌우 흔들기 체조(76~77쪽)를 통해 하반신에서 힘을 뺀 뒤에, 발뒤꿈치를 30센티미터 높이로 들어올린다.

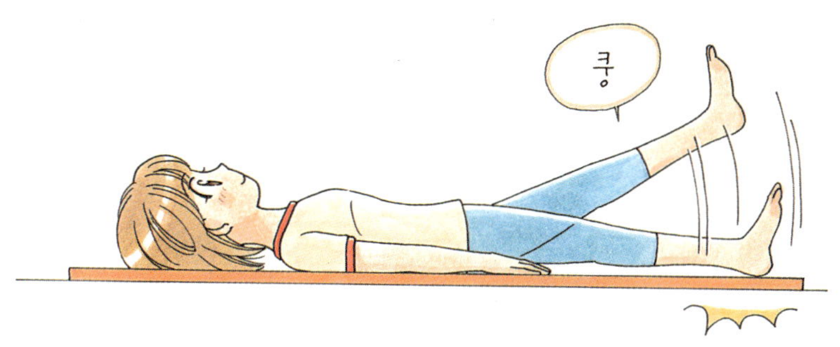

2 발뒤꿈치를 자연스럽게 '쿵' 하고 떨어뜨린다.

파트너와 하기 & 혼자 하기

아무리 해도 발에 힘이 들어가는 사람, 발을 떨어뜨린다기보다 그냥 내린다는 느낌이 드는 사람은 가족이나 파트너에게 도움을 청하거나, 혼자 연습해서 감각을 익히도록 하자.

∷ 파트너와 연습하기 ∷

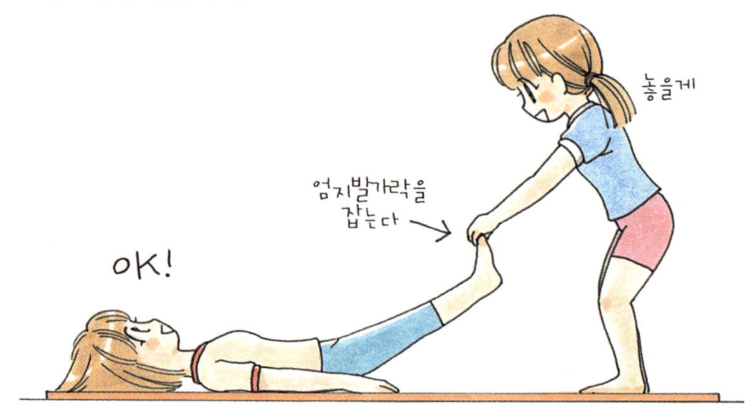

1 파트너에게 발끝을 잡고 들어올려달라고 한다.

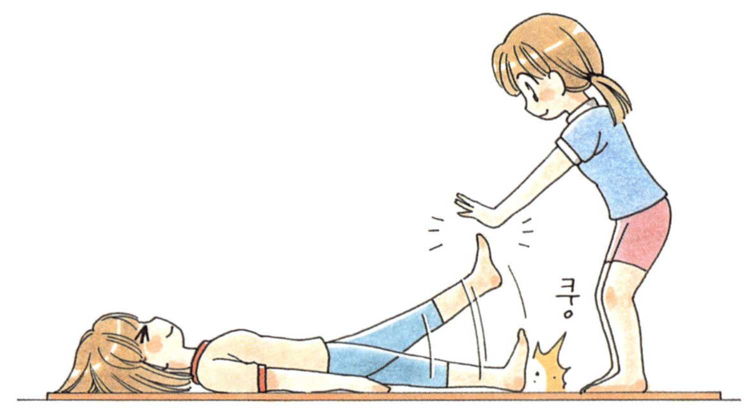

2 파트너에게 발끝을 잡고 있는 손을 놓아달라고 한다. 처음에는 10센티미터 정도에서 시작해서 서서히 높이 들어올린다. 익숙해지면 30센티미터 정도까지 올려달라고 하자.

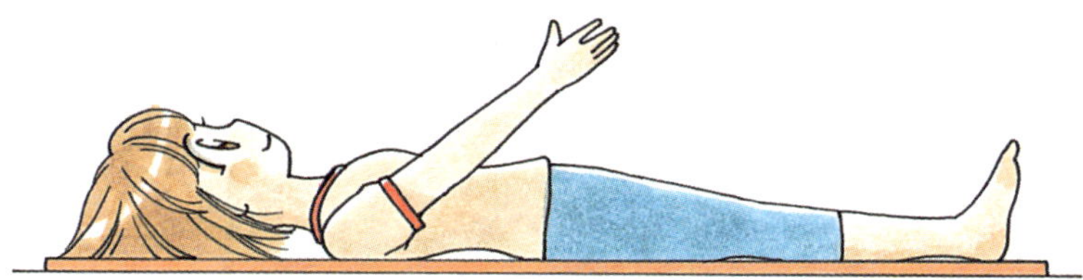

1 팔을 30센티미터 정도 들어올린다.

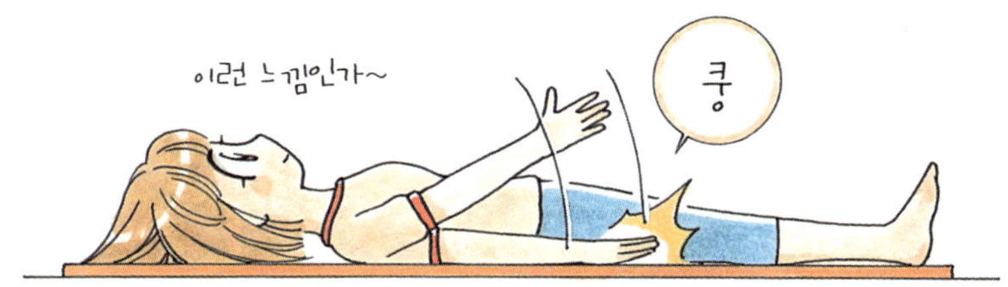

2 한 번에 힘을 빼서 팔을 '쿵' 하고 떨어뜨린다. 이 감각을 몸에 익힌다.

POINT

환상적인 S라인 만들기
중력을 그대로 이용하는 발 떨어뜨리기 체조로 골반과 뇌에 자극을 주자!

마음이 불안하면 귀를 만져주어라

인간의 장기는 감정과 밀접한 관계가 있다. 신장이 약하면 두려움과 불안감을 쉽게 느낀다고 한다.

신장은 혈액을 통해 운반된 노폐물을 여과하여 불필요한 물질을 몸 밖으로 배출해준다. 극심한 공포를 느낄 때 저도 모르게 소변이 나오는 것은 방광과 연결되어 있기 때문이다. 예를 들면 얼떨결에 일어난 사건에 크게 놀랐을 때, 롤러코스터 같은 무서운 놀이기구에 탔을 때 등 비슷한 경험이 있을 것이다. 신장은 귀와도 연결되어 있다. 두려움을 느낄 때 귀를 누르는 사람이 많은 것도 그 때문이라고 한다. 그러므로 귀를 자극해서 신장의 기운을 북돋아주면 불안감이 사라지고 스트레스도 해소할 수 있다.

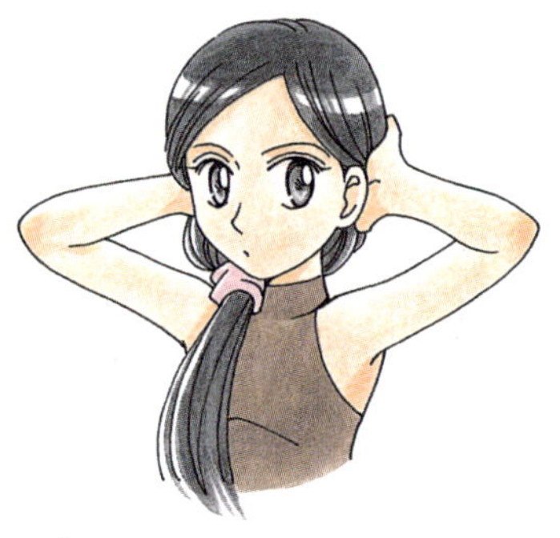

1 두 손을 귀 뒤에 가볍게 댄다.

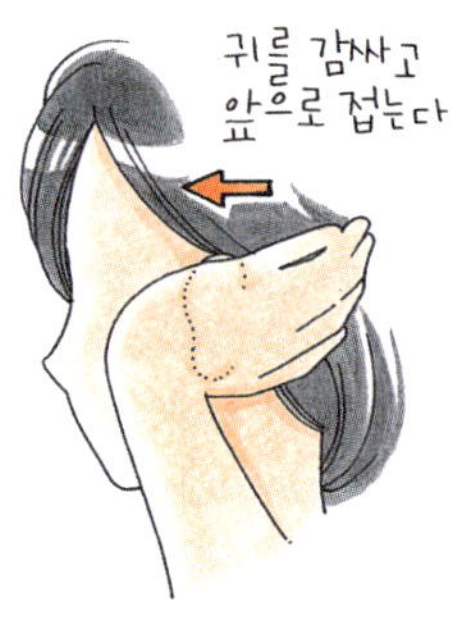

2 손으로 귀를 감싸면서 앞으로 접는다.

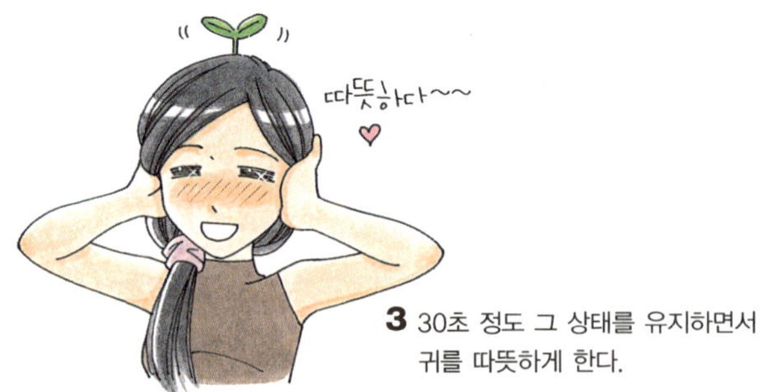

3 30초 정도 그 상태를 유지하면서
귀를 따뜻하게 한다.

Are you feel good?

5

엉덩이를 탄력 있게 올려주는
골반 다이어트

골반 닫기 체조

드디어 골반 다이어트의 핵심! 골반 체조를 해보자!
우선 '골반 닫기 체조' 부터 소개하겠다.
지금까지 해온 '허벅지 근육 단련하기 체조' 나
'몸의 긴장 풀어주기 체조' 등은
모두 이 골반 체조를 위한 것이다.
순서에 맞춰 정확하게 해야 효과가 있으므로 내용을 꼼꼼히 읽은 뒤에 체조를 실시하기 바란다.

발 올리기 ❶

골반이 알맞게 닫힌 상태에서는 자궁과 방광을 안전하게 감싸게 되고 몸 전체의 움직임이 유연해진다. 또한 엉덩이는 탄력 있게 올라가고 피부도 윤기가 난다.

몸에서 완전히 힘을 빼고 호흡도 정확히 하면서 그림을 잘 보고 실시하도록 한다. 이 체조는 89쪽까지 이어지므로 끝까지 읽은 다음에 시작하자.

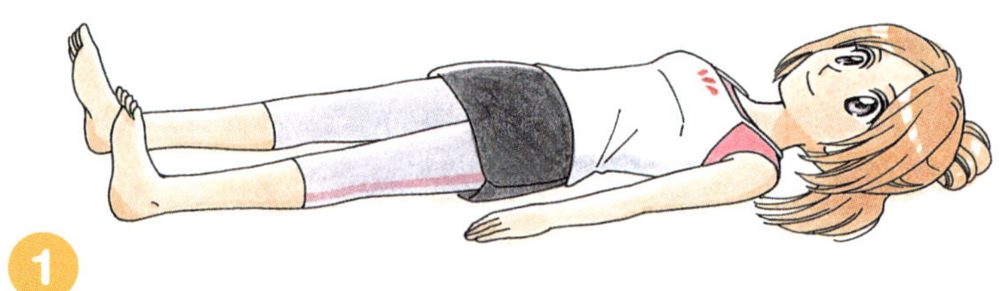

1 위를 보고 누워서 발을 어깨 너비로 벌린다.

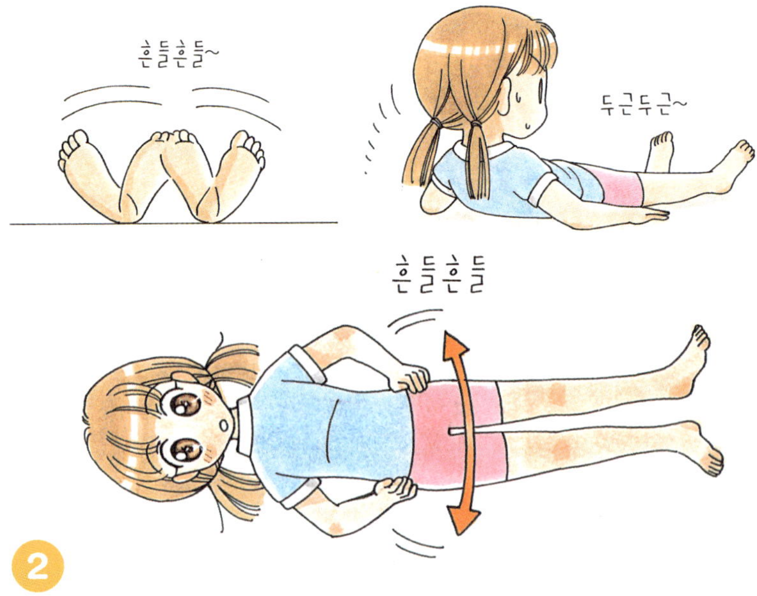

2 몸에서 힘을 빼기가 어려운 사람은 발 좌우 흔들기 운동과 허리 좌우 흔들기 체조를 실시하여 몸의 긴장을 풀어준다.

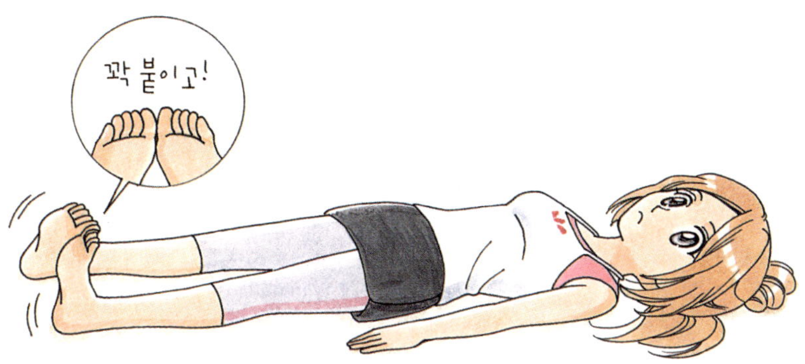

3

두 엄지발가락을 꼭 붙이고, 발등에 힘을 주어 뒤로 젖힌다. 이때 맞닿은 발의 모양이 이등변 삼각형이 되도록 하고, 두 발이 떨어지지 않게 주의한다. 자세를 그대로 유지하면서 심호흡을 한다.

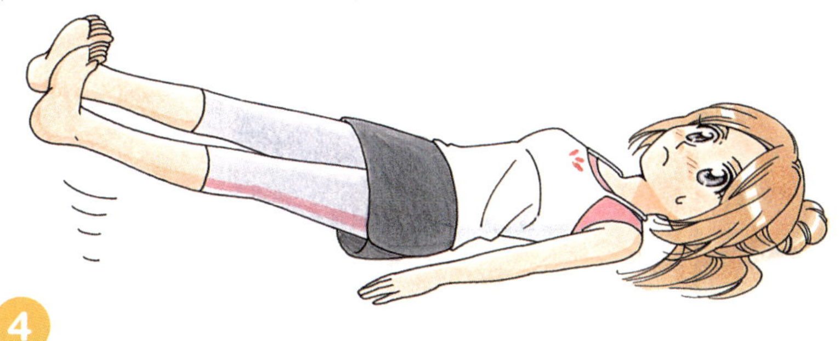

4

숨을 내쉬고, 들이쉬고, 내쉬고, 다시 들이쉬는 동작을 반복한다. 마지막에 들이쉰 숨을 크게 소리 내어 내뱉으면서 두 엄지발가락이 맞닿은 상태로 바닥에서 30센티미터 정도 들어올린다.

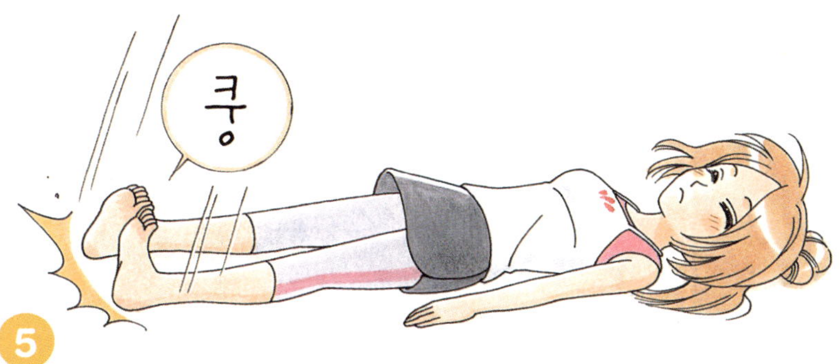

5

숨을 내쉰 상태에서 '들숨과 날숨 사이(41~43쪽)'에 발을 '쿵' 하고 떨어뜨리며 온몸에서 힘을 뺀다. 호흡이 멈추지 않도록 주의한다.

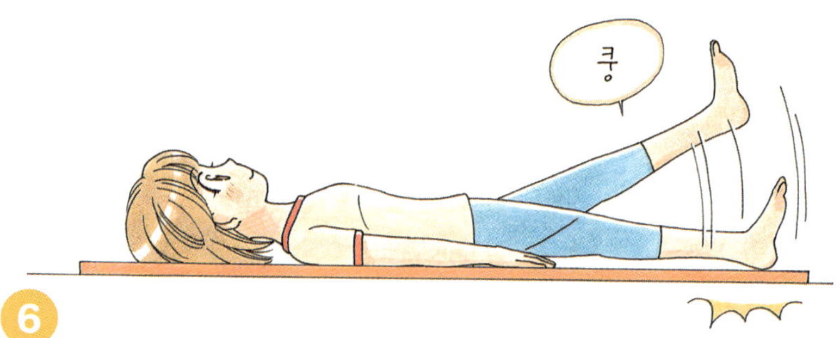

6

몸에서 힘을 빼기 어려운 사람은 몸의 긴장 풀어주기 체조 중에서 '발 떨어뜨리기 체조'를 해서 발을 떨어뜨리는 감각을 익히도록 하자.

맞닿은 발끝이 떨어지지 않게 주의한다! 올바른 동작으로 발을 떨어뜨려야만 골반이 움직이기 시작한다

엄지발가락을 맞닿은 채 아래로 떨어뜨릴 때 발끝이 서로 떨어지지 않도록 힘을 준다. 허벅지 근력이 강화되면, 힘을 빼고 발을 떨어뜨려도 발등이 뒤로 젖혀진 채 엄지발가락은 꼭 붙어 있다.

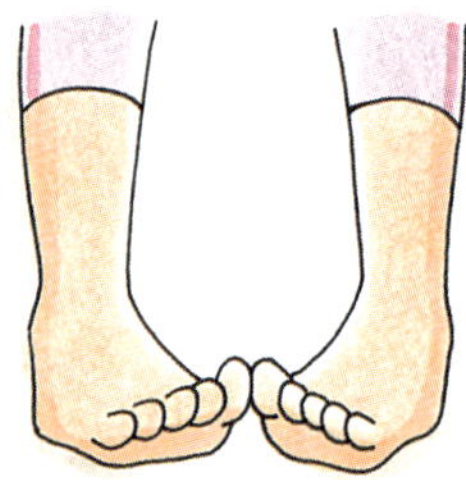

7

발을 올바르게 떨어뜨리면 그 충격으로 허벅지의 근력이 한 번에 위축된다. 그러면 자연스럽게 발끝은 붙은 상태를 유지한다.

POINT

환상적인 S라인 만들기
호흡법은 골반 열기 체조할 때와 반대로 숨을 내쉬면서 한다!

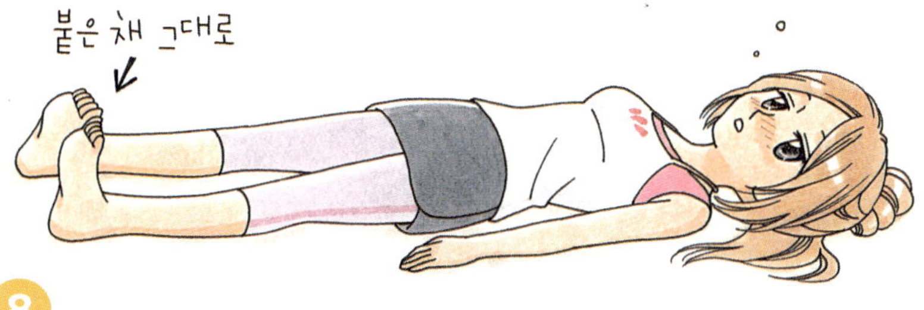

8

천천히 숨을 들이쉬고 호흡을 계속한다. 그대로 발끝을 붙인 채 2분 동안 움직이지 않고 누운 상태를 유지한다. 머리의 피가 단숨에 아래로 내려간다.

POINT

환상적인 S라인 만들기

1. 허벅지 근육이 약하면 발끝이 떨어지기 쉽지만, 엄지발가락 끝만 붙어 있는 상태라도 상관없다. 발을 아래로 떨어뜨린 다음에 움직이지 않으면, 등이 뒤로 젖혀져서 선골이 바닥에 닿은 듯이 느껴진다. 이것은 골반이 닫혔다는 증거다. 머리도 맑아질 것이다.

2. 자신은 깨닫기 어렵겠지만, ⑧까지 동작을 마치면 골반이 천천히 움직이기 시작한다. 잠시 몸을 움직이지 말고 가만히 있자! 체조를 마치고 급하게 몸을 일으키면 어지러움을 느낄 수도 있으니 2분 동안 가만히 있자.

천천히 엎드리기 ❷

골반 닫기 체조 '발 올리기 ①'을 하면 골반은 천천히 닫히는 방향으로 움직이기 시작한다. 움직이기 시작한 골반에 압박을 주지 않도록 천천히 엎드리는 연습을 하자. 여기서 서두르면 앞에서 실시한 체조의 효과가 사라진다.

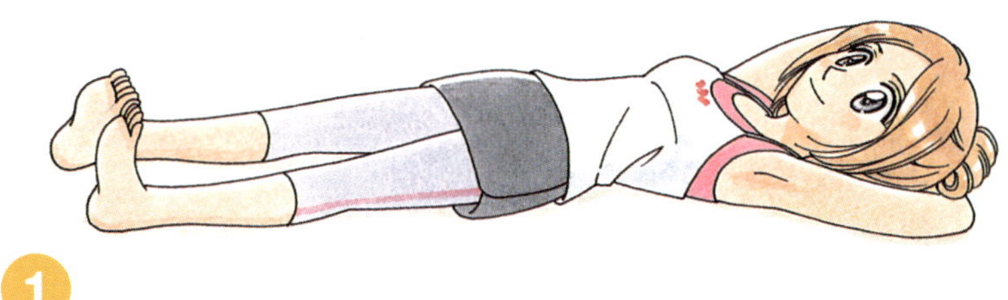

① 발 올리기를 마친 다음에 2분 동안 가만히 있었다면, 두 손을 머리 위로 올린다.

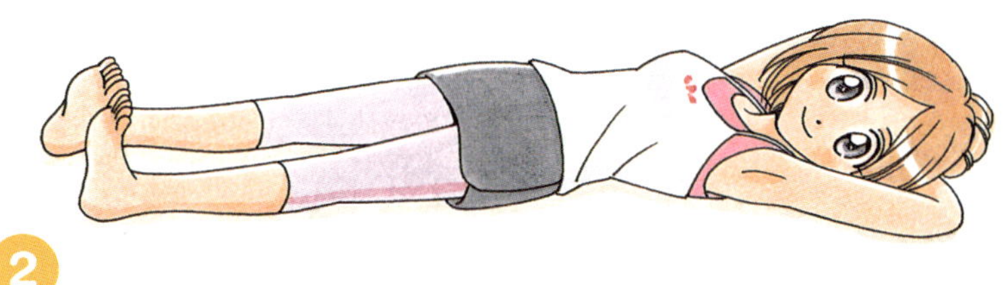

② 목을 원하는 방향으로 돌린다. 왼쪽, 오른쪽 어느 쪽이라도 상관없다. 먼저 어깻죽지에서 시작하여 천천히 몸을 회전시킨다.

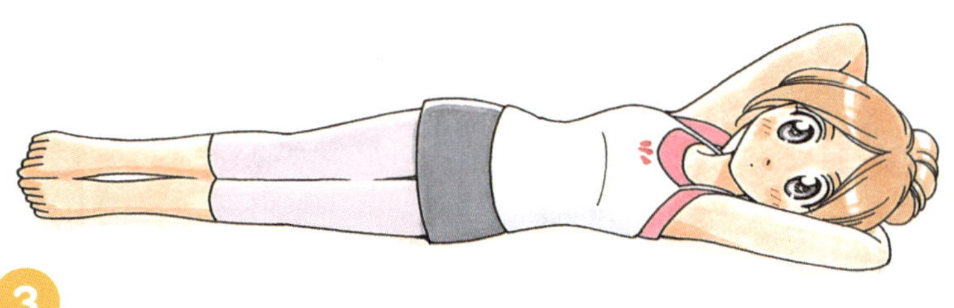

③ 몸이 바닥에서 떨어지지 않도록 중력을 느끼면서 몸을 빙그르르 돌린다. 마치 통나무를 굴리듯이 머리와 몸을 한꺼번에 돌려 자세를 바꾼다. 몸을 회전할 때 머리와 목이 들리지 않도록 주의한다.

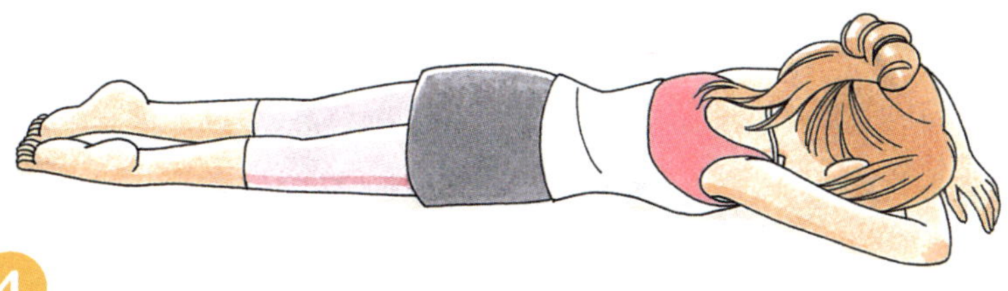

4

몸에서 힘이 빠지면, 엎드린 상태에서 손은 뻗은 채로 있어도 되고, 아니면 구부려도 상관없다. 목은 돌리기 편한 방향으로 돌린다. 팔, 어깨 등 힘을 뺀 상태에서 2분 동안 그 자세를 유지한다.

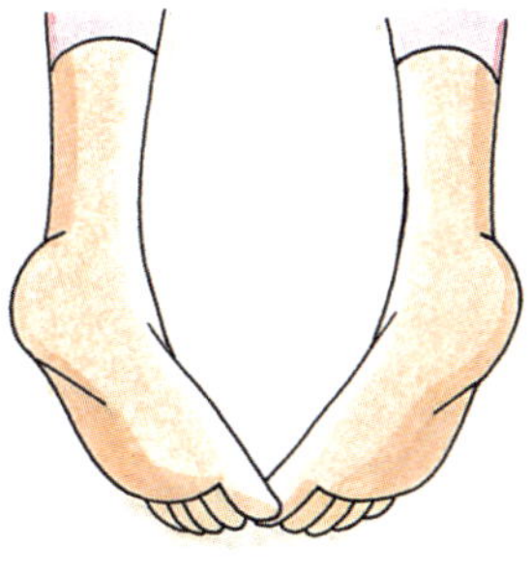

5

바닥에 엎드려 있을 때에도 발끝이 떨어지면 안 된다.

POINT

환상적인 S라인 만들기

골반이 서서히 움직이기 시작할 때에 반동을 이용해서 엎드리면 쓸데없이 힘이 들어가서 골반이 비틀린다. 또한 급하게 머리를 들어올리면 피가 아래로 쏠려 어지러움을 느낄 수 있으므로 주의해야 한다.

일어나기 ❸

골반 닫기 체조 '발 올리기 ①', '천천히 엎드리기 ②'를 했다면, 이번에는 일어나는 법을 배워보도록 하자. '일어나기'를 제대로 하지 않으면 지금까지 한 모든 체조를 처음부터 다시 해야 한다. 호흡 타이밍을 포착하고 제자리를 찾은 골반을 유지하도록 하자.

:: 고양이 기지개 켜는 자세 ::

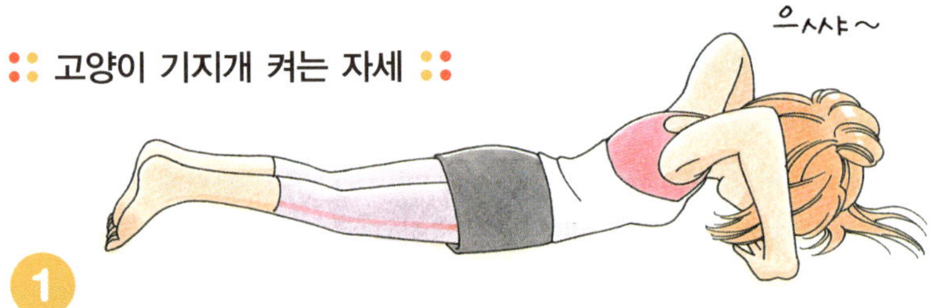

①

숨을 들이쉬면서 두 손을 귀 옆에 놓는다. 머리를 바닥에 붙인 채 팔 힘으로 몸을 일으킨다. 숨을 내쉬면서 머리를 붙인 채 상반신을 발쪽으로 끌어내린다.

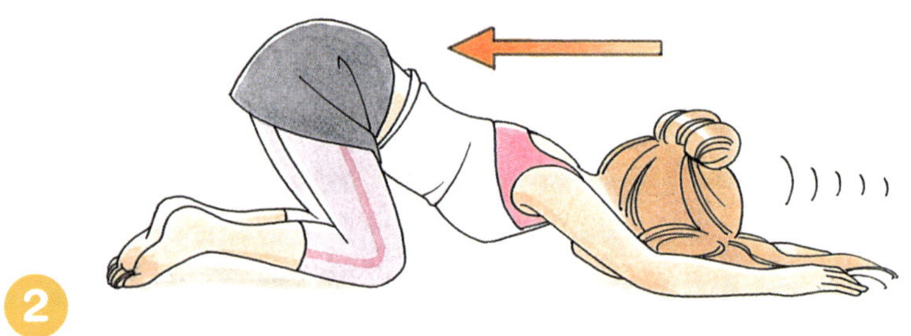

②

그대로 엉덩이를 들어올리고, 등을 쭉 펴서 '고양이 기지개 켜는 자세'를 만든다.

:: 오체투지 자세 ::

③

숨을 들이쉬면서 양손을 귀 옆에 둔다. 숨을 내쉬면서 머리를 바닥에 댄 채 팔을 펼 수 있는 한계까지 상체를 뒤로 끌어내린다.

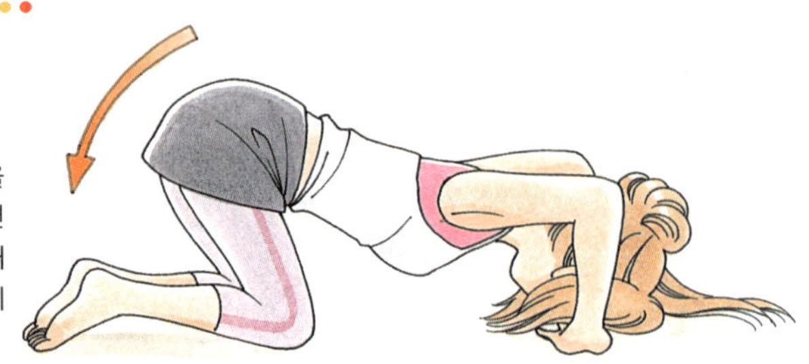

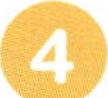

4

그대로 엉덩이를 발 위에 올리고, 스님들이 절을 하 듯이 오체투지의 자세를 취한다.

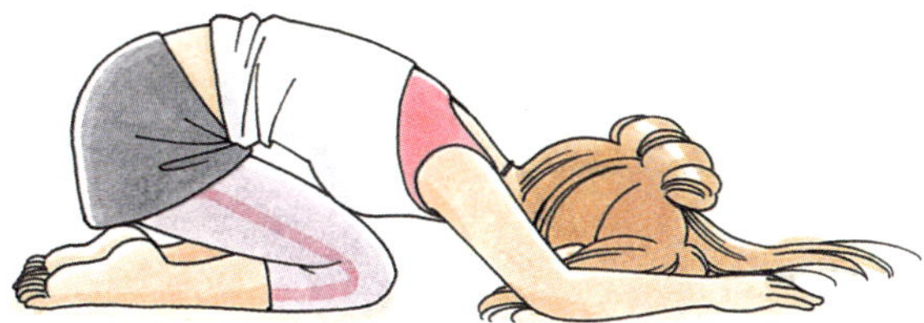

:: 스핑크스 자세 ::

5

숨을 들이쉬면서 머리는 바닥 에 댄 채 두 손을 귀 옆에 둔 다. 숨을 내쉬면서 엎드려서 팔굽혀펴기 하는 요령으로 상 체를 들어올린다.

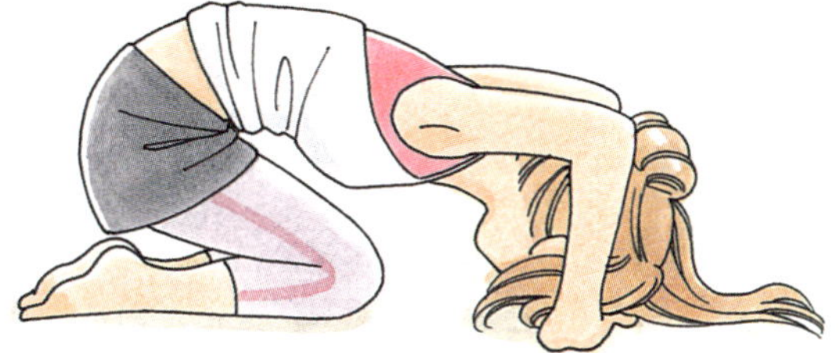

6

스핑크스와 같은 자세를 취하 고 그 상태로 2~3회 심호흡 한다.

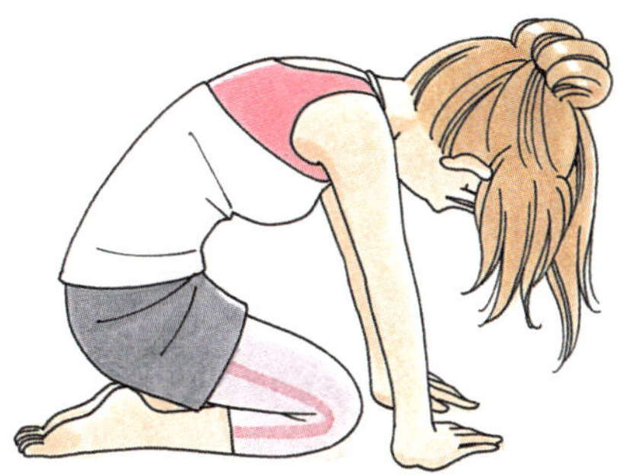

:: 사죄하는 자세 ::

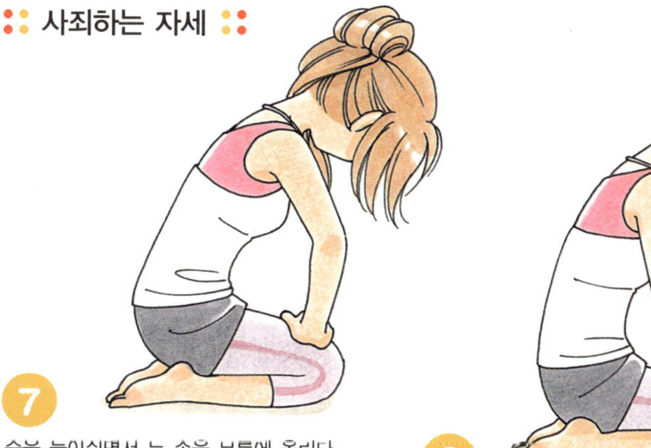

7

숨을 늘이쉬면서 두 손을 무릎에 올린다. 숨을 내쉬면서 머리를 숙인 상태에서 팔 꿈치와 등을 편다.

8

무릎 꿇고 사과하는 자세를 취한다.

9

숨을 들이쉬면서 두 손을 아랫배와 허벅다리 사이 오목하게 들어간 곳에 올려놓는다.

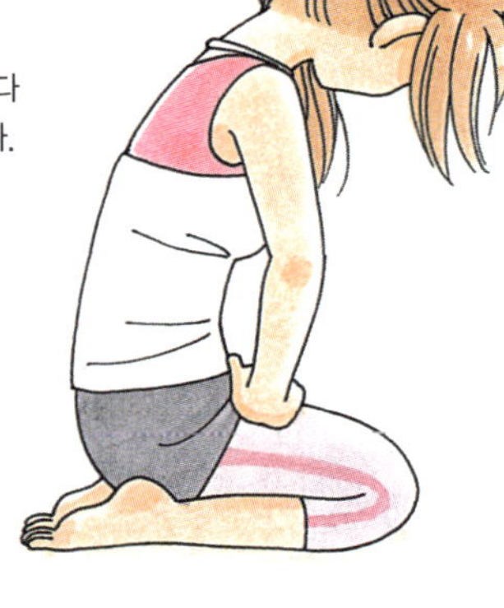

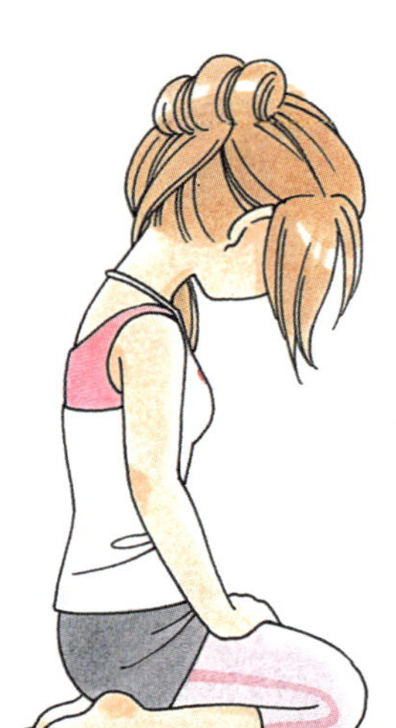

10

숨을 내쉬면서 머리를 숙인 상태에서 구부린 팔꿈치와 등을 편다.

11

그대로 숨을 내쉬면서 천천히 머리를 들어올린다. 이것이 바른 정좌 자세다. 이 상태에서 천천히 심호흡을 한다.

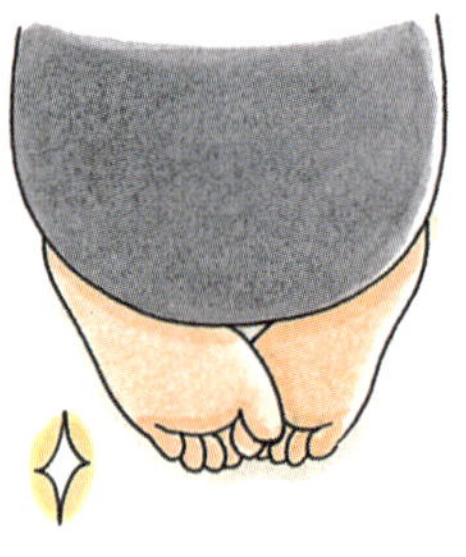

12

이때 엄지발가락을 포개놓는 것이 중요하다. 두 엄지발가락을 포개고 있으면 오랜 시간 무릎 꿇고 정좌로 있어도 피곤하거나 다리가 저리지 않는다.

⠿ 천천히 일어나는 방법 ⠿

일어나서 몸을 곧게 세우는 자세까지 취하면 체조는 한차례 끝이 난다. 여기까지의 과정을 일련의 동작으로 기억할 정도가 되면, 당신의 골반은 올바른 위치에 자리 잡게 될 것이다.

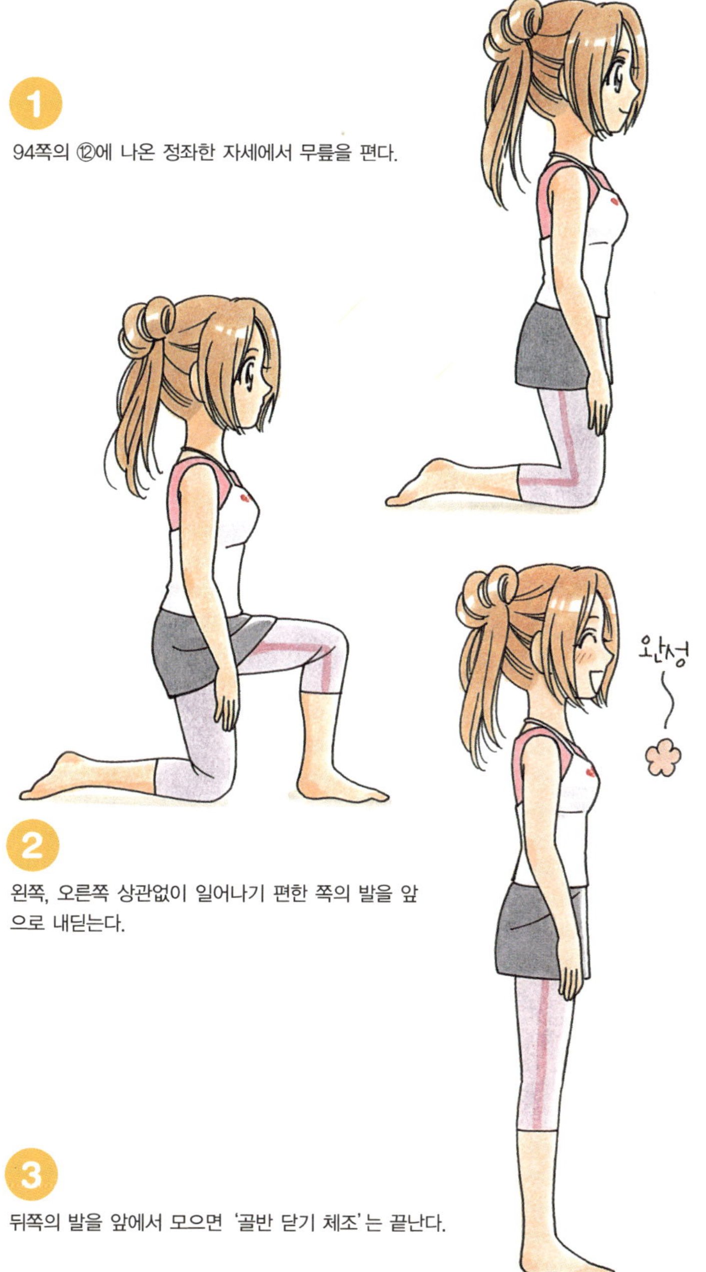

1

94쪽의 ⑫에 나온 정좌한 자세에서 무릎을 편다.

2

왼쪽, 오른쪽 상관없이 일어나기 편한 쪽의 발을 앞으로 내딛는다.

3

뒤쪽의 발을 앞에서 모으면 '골반 닫기 체조'는 끝난다.

골반 바로잡기 A ❹

골반이 벌어진 사람은 척추가 직선이어서 미골(꼬리뼈)이 말려들어가 있다. 선골과 미골을 연결하는 선미관절을 열고 닫아서 척추를 S자 곡선으로 만들 필요가 있다. 골반을 바로잡으면 움직임이 유연해진다.

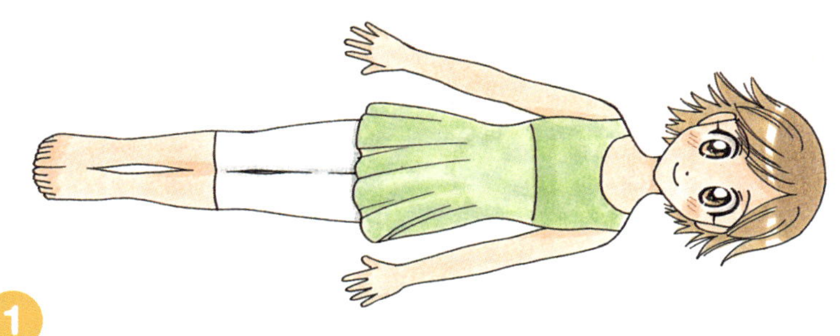

①

위를 보고 누운 다음 두 손을 자연스럽게 벌린다. 다리는 골반을 닫는다는 느낌으로 발끝, 무릎, 허벅지를 확실히 붙인다.

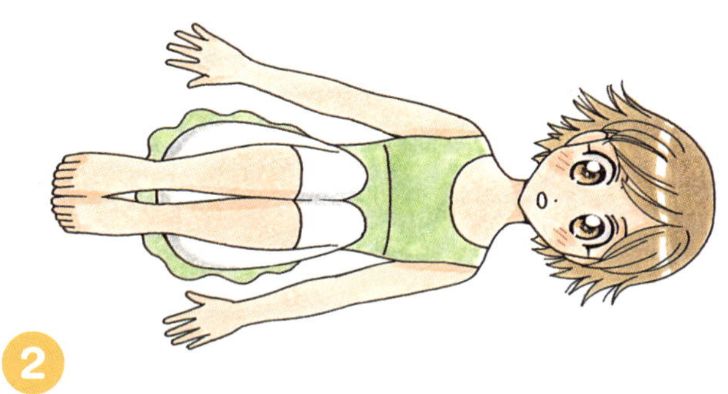

②

붙인 두 무릎이 떨어지지 않도록 주의하면서 다리를 구부리고, 몸 쪽으로 천천히 끌어당긴다. 양쪽 어깨와 선골로 몸을 받치는 듯한 느낌으로 좌우 다리를 동시에 구부린다.

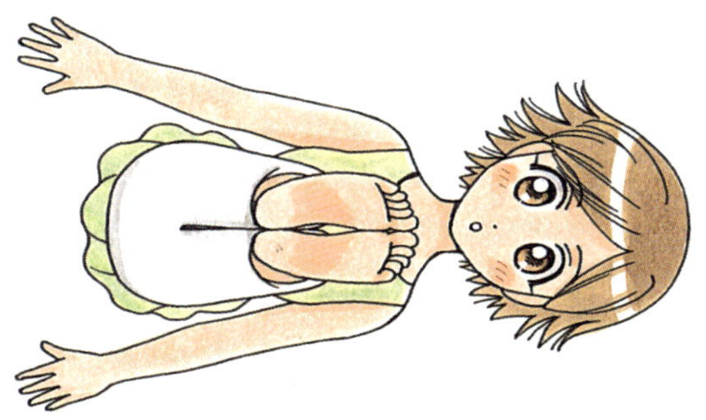

3

두 다리 전체를 붙인 채 무릎을 천천히 뻗는다. 미골에서 선골 방향으로 의식하면서 조금씩 바닥
에서 들어올린다. 발끝, 무릎, 허벅지가 떨어지지 않도록 주의하자.

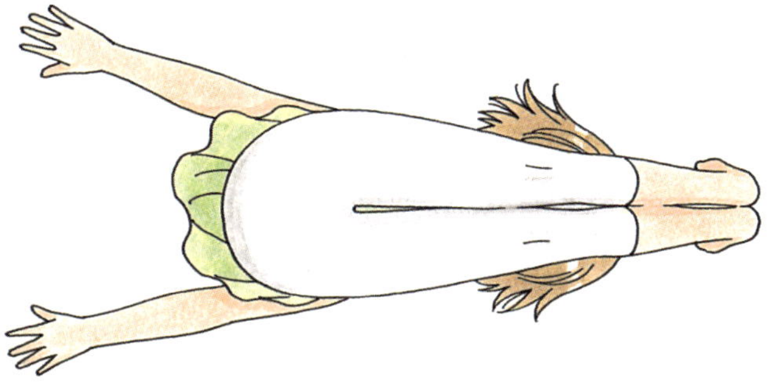

4

두 다리를 붙인 채로 머리 쪽으로 천천히 넘긴다.

5

골반이 닫혀서 엉덩이가 올라가는 듯한 느낌을
확인하면서 실시한다. ①~⑤와 ⑤~①의 동작
을 천천히 5회 실시한다.

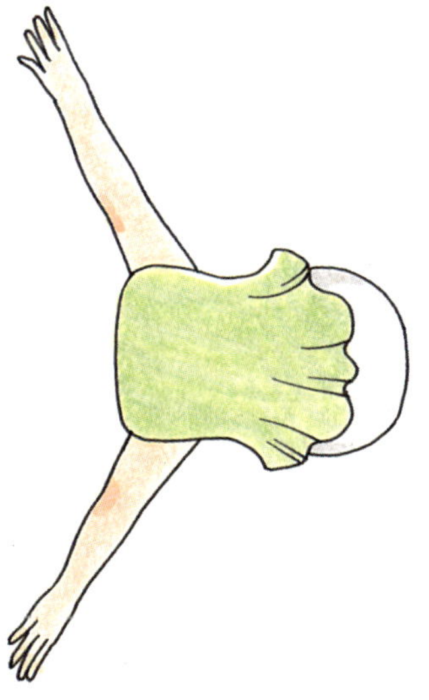

골반 바로잡기 B ❺

52~53쪽에서 견갑골이 벌어진 유형으로 진단받은 사람은 견갑골 주위에 군살이 붙기 쉽다. 벌어진 견갑골을 바로잡기 위해서는 무릎 넘어뜨리기 체조를 실시해 골반이 움직이는 범위를 넓혀주어야 한다.

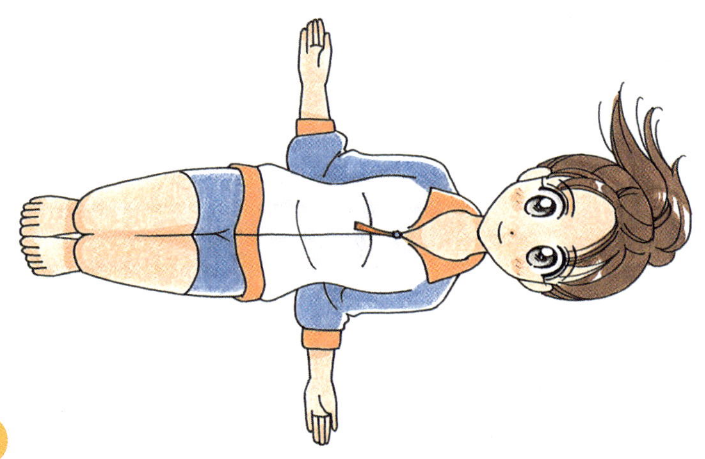

1 위를 보고 누워서 무릎을 세우고, 기본 팔꿈치 붙이기(52쪽) 자세를 취한다. 손바닥은 위를 향하고 팔꿈치를 겨드랑이 옆에 붙인 다음 어깨에서 힘을 뺀다. 팔꿈치의 각도는 90도가 되게 한다.

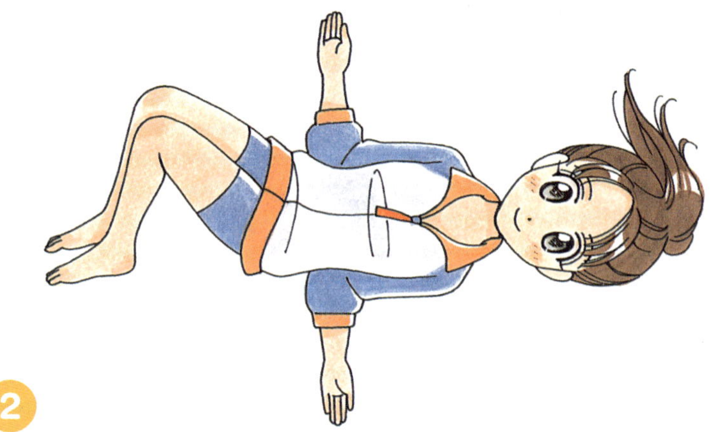

2 두 다리를 꼭 붙인 채 허벅지를 긴장시킨 상태에서 무릎을 오른쪽으로 탁 하고 넘어뜨린다. 이때 무릎으로 큰 반원을 그리듯이 다리를 넘어뜨린다. 선골과 장골을 연결하는 선장관절이 자유자재로 움직이는 감각을 느껴보자.

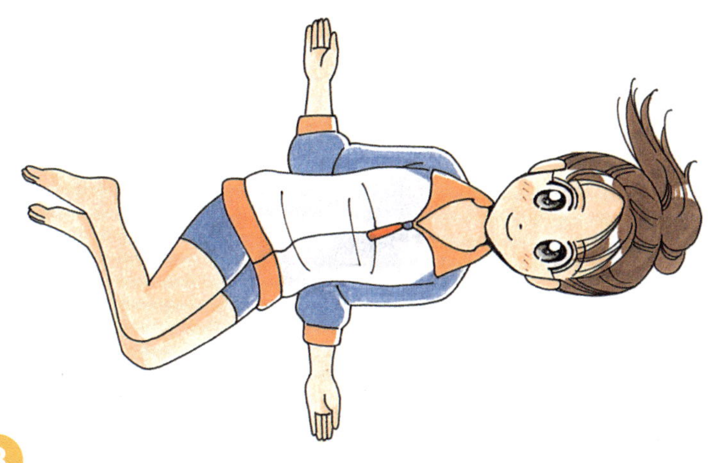

3

②와 같은 방법으로 이번에는 왼쪽으로 다리를 넘어뜨린다.

POINT

환상적인 S라인 만들기

무릎을 넘어뜨릴 때 어색한 방향이 있다면, 그쪽의 골반은 굳어서 벌어져 있을 것이다. 좌우 균등하게 이완시키도록 한다. ①～③을 천천히 20회 실시한다.

벌어진 견갑골 & 골반을 튼튼하게
견갑골 스트레칭 ❻

이번에는 벌어진 견갑골을 닫은 상태에서 골반을 모아주는 체조를 해보자. 골반을 바로잡아줌과 동시에 견갑골도 좌우 균등하게 해주어 유연하고 건강한 몸매를 만들어 줄 것이다.

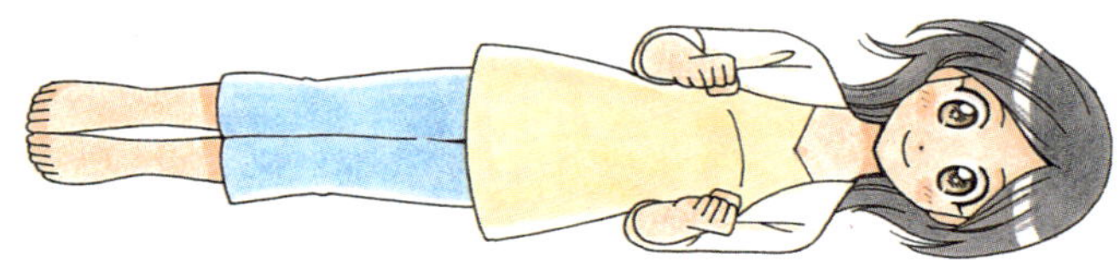

위를 보고 누워서 무릎을 쭉 뻗은 다음 겨드랑이를 몸에 붙인다. 이때 어깨와 팔꿈치는 바닥에서 떨어지지 않도록 주의한다.

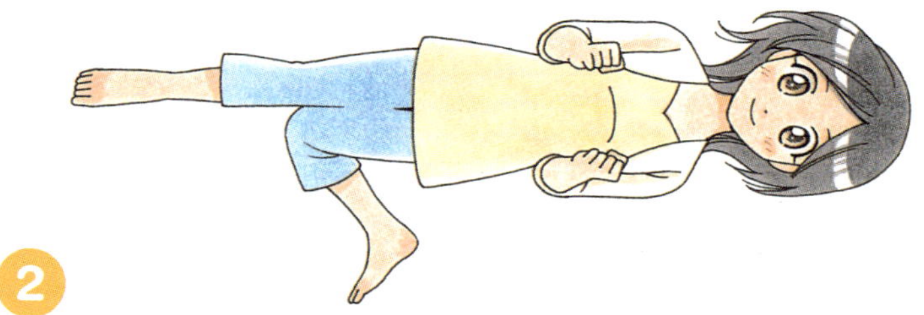

왼쪽 다리를 구부리고, 무릎이 바닥에서 떨어지지 않도록 왼쪽 골반을 안쪽으로 모아준다.

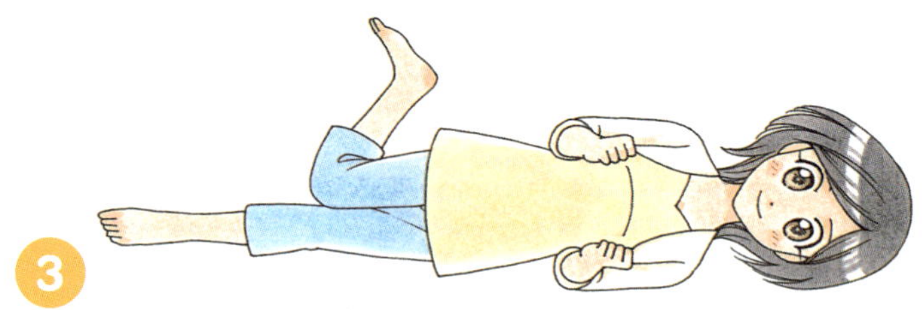

반대로 오른쪽 다리를 똑같이 구부린 뒤에 골반을 안쪽으로 모아준다.

POINT

환상적인 S라인 만들기

스트레칭을 하는 동안 대퇴부가 긴장한 느낌이 든다면, 골반이 닫히는 방향으로 움직이고 있다는 신호다. 골반의 열고 닫는 움직임이 원활해지고 좌우 불균형이 개선될 것이다.

6

뱃살을 쏙, 허리는 섹시하게 빼주는 골반 다이어트

골반 열기 체조

'골반 닫기 체조'를 확실하게 내 것으로 만들었는가?
이번에는 '골반 열기 체조'를 해보자.
제대로 닫힌 골반은 제대로 열린다.
이 개폐 운동을 통해 골반의 움직임을 유연하게 해주는 것이 이상적인 몸매를 만드는 열쇠다.
뼈, 근육, 머리 등 몸 전체가 긴상을 풀고,
편안히 숙면을 취할 수 있게 '골반 열기 체조'를 배워보자!

발 올리기 ❶

골반이 닫힌 사람은 땀을 잘 흘리지 않아 소화기 기능이 떨어지고 변비에 걸리기 쉽다. 미골이 튀어나와 있어서 숙면을 취하지 못하고 밤에 뒤척이는 사람이 많다.

골반이 느슨해지면 골반의 열고 닫는 움직임이 자유로워지고, 몸이 개방된 것처럼 느껴진다. 내장의 기능도 좋아지고 변비도 해소된다. 하루 종일 긴장으로 경직된 몸을 풀어주자.

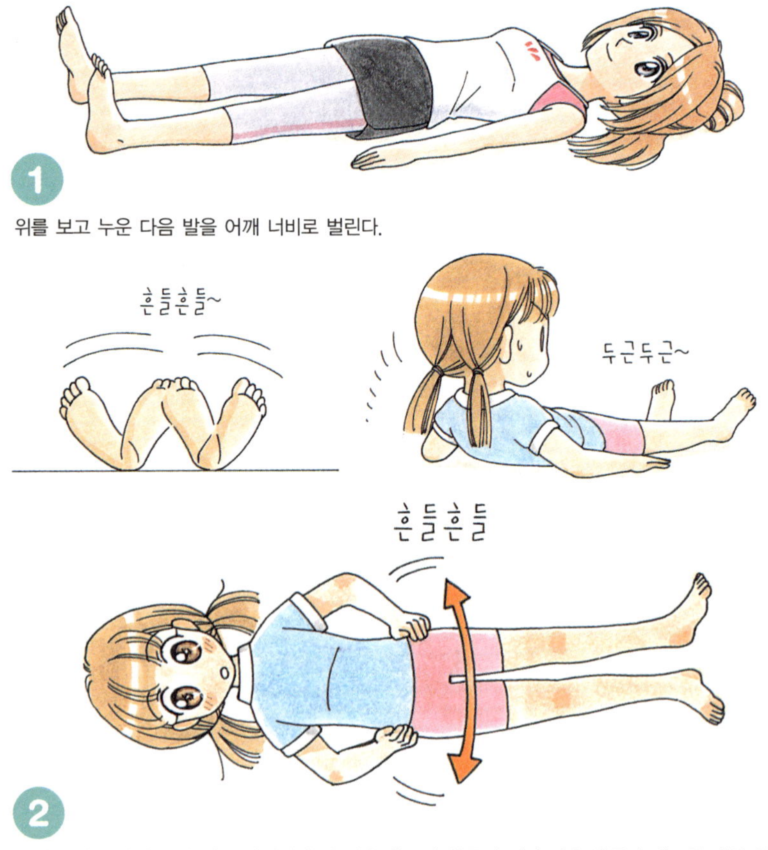

1 위를 보고 누운 다음 발을 어깨 너비로 벌린다.

2 몸에 힘이 들어가 굳어 있는 상태라면 발 좌우 흔들기 운동과 허리 좌우 흔들기 체조를 해서 몸에서 힘을 완전히 빼주자.

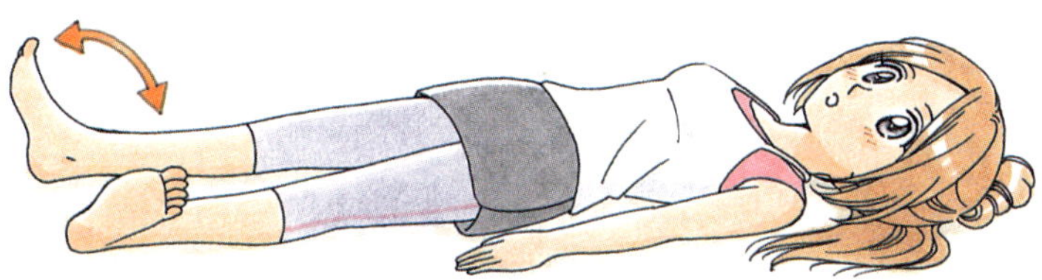

3

바깥쪽 복사뼈를 바닥에 붙이는 것처럼 발을 벌리고, 발등에 힘을 넣어서 뒤로 젖힌다. 무릎이 구부러지지 않도록 주의하고, 발이 아프거나 허리가 위로 뜰 때는 무리하지 말자. 그 자세를 유지하면서 크게 심호흡한다.

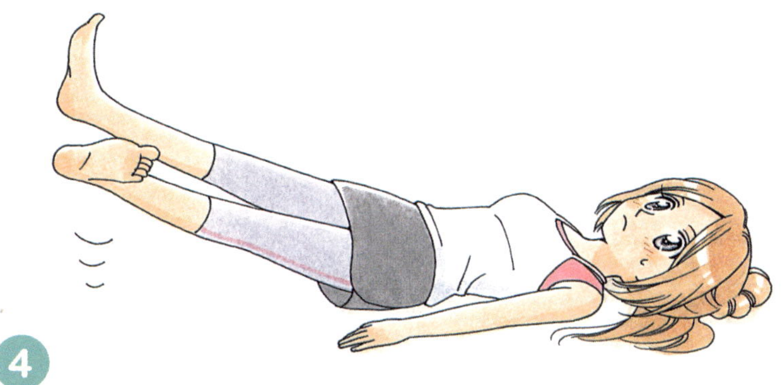

4

숨을 내쉬고, 들이쉬고, 내쉬고, 들이쉬기를 반복한다. 마지막에 내쉰 숨을 크게 들이쉬면서 발끝을 바깥쪽으로 벌린 채 바닥에서 30센티미터 정도 들어올린다.

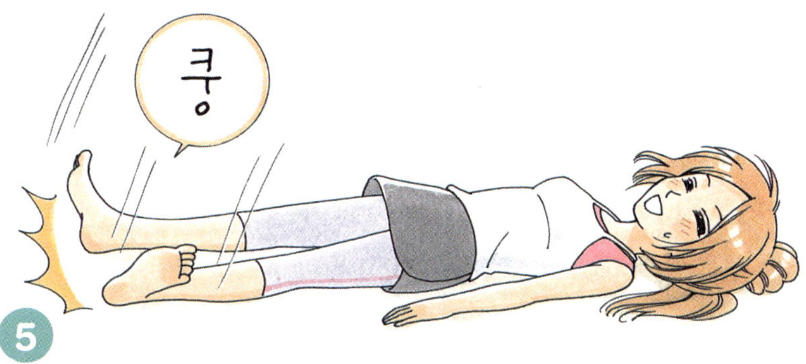

5

숨을 들이쉰 상태에서 '들숨과 날숨 사이(41~43쪽)'에 발을 떨어뜨리면서 몸 전체에서 힘을 뺀다. 호흡이 멈추지 않도록 주의한다.

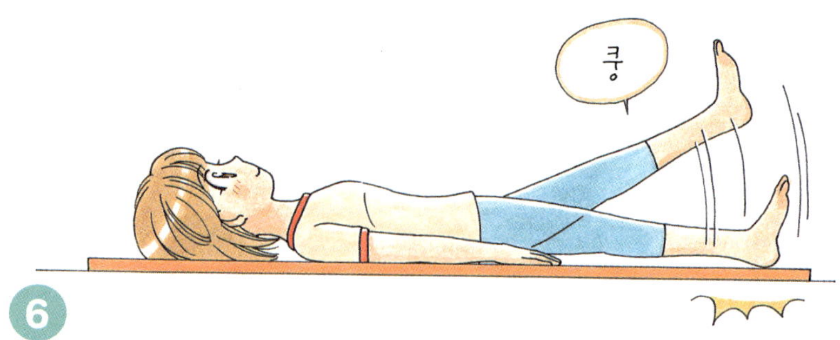

6

몸의 힘을 빼기 어려운 사람은 몸의 긴장을 풀어주는 '발 떨어뜨리기 체조'를 실시해 발을 떨어뜨리는 감각을 익히도록 한다.

:: 바닥에 떨어뜨린 발끝은 벌어진 채로 둔다! ::

발 떨어뜨리기를 제대로 실시했다면 골반이 움직이기 시작할 것이다. 들어올렸다 떨어뜨린 발끝은 바깥쪽으로 벌어진 채로 둔다. 발꿈치를 통해 자극을 받은 골반이 서서히 움직이기 시작한다. 몸 전체에 힘이 빠지면서 바닥에 딱 붙은 것처럼 긴장이 풀릴 것이다.

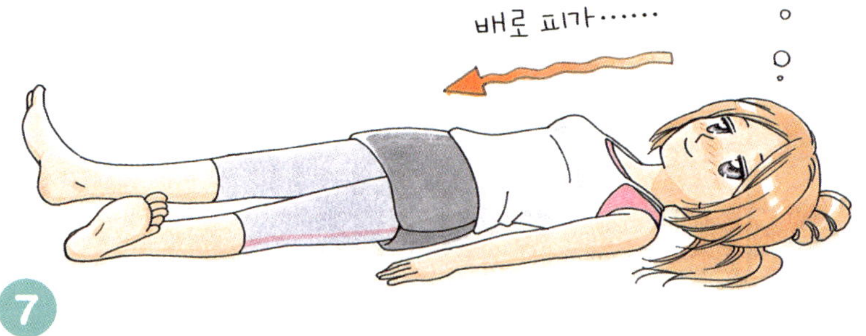

7

올바르게 발을 떨어뜨리면 머리의 피가 한 번에 내려가서 복부에 혈액이 도는 것을 느낄 수 있다.

POINT

환상적인 S라인 만들기
호흡법은 골반 닫기 체조할 때와 반대로 숨을 들이쉬면서 한다!

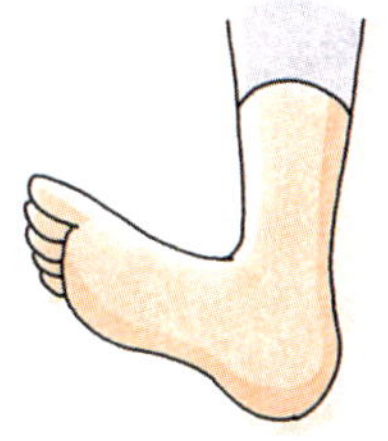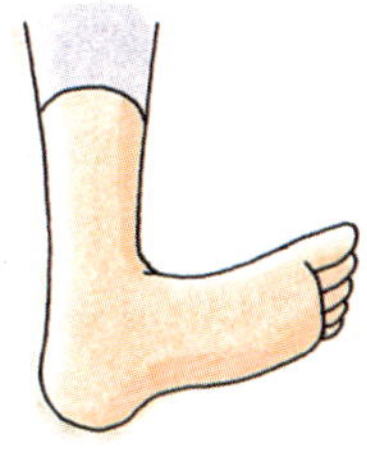

8

천천히 숨을 들이쉬고 호흡을 계속한다. 발끝을 벌린 채로 2분 동안 움직이지 말고 누워 있도록 한다.

POINT

환상적인 S라인 만들기

1. 미골이 움직이고 몸 전체가 바닥에 딱 붙은 듯이 느껴지면서 긴장이 풀릴 것이다.

2. ⑧까지 동작을 마치면 골반이 천천히 움직이기 시작한다. 때문에 잠시 동안 움직이지 말아야 한다! 급히게 몸을 일으키면 어지러움을 느낄 수도 있으므로 2분 동안 가만히 있도록 한다.

천천히 엎드리기 ❷

골반 열기 체조 '발 올리기 ①'을 하면, 골반은 천천히 이완된다. 움직이기 시작한 골반을 압박하지 않도록 골반 닫기 체조와 같이 천천히 엎드리는 연습을 하자. 여기서 서두르면 앞서 실시한 체조가 모두 소용없게 된다.

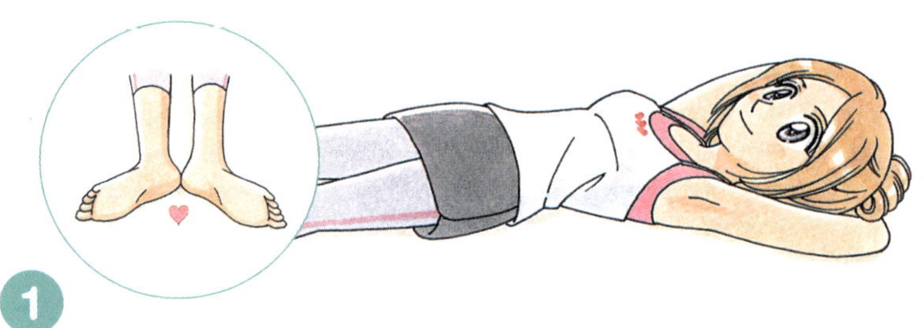

1 발 올리기를 마친 다음에 움직이지 말고 가만히 있도록 한다. 2분이 지나면 두 손을 머리 위로 올린다. 이때 발끝은 아직 벌린 채로 둔다.

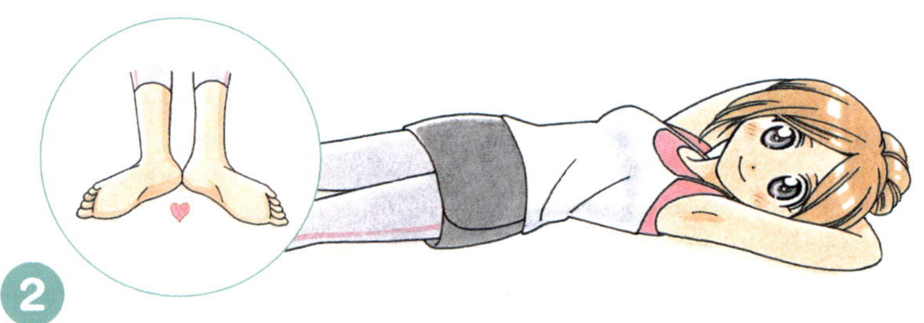

2 고개를 원하는 방향으로 돌린다. 왼쪽, 오른쪽 어느 쪽이라도 상관없다. 먼저 어깻죽지에서 시작하여 천천히 몸을 회전시킨다.

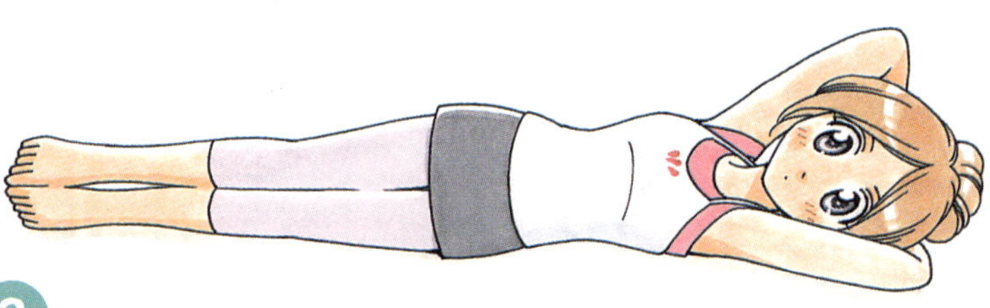

3

몸이 바닥에서 떨어지지 않도록 중력을 느끼면서 몸을 빙그르르 돌린다. 마치 통나무를 굴리듯이 머리와 몸을 한꺼번에 돌려서 자세를 바꾼다. 몸을 회전할 때 머리와 목이 들리지 않도록 주의한다.

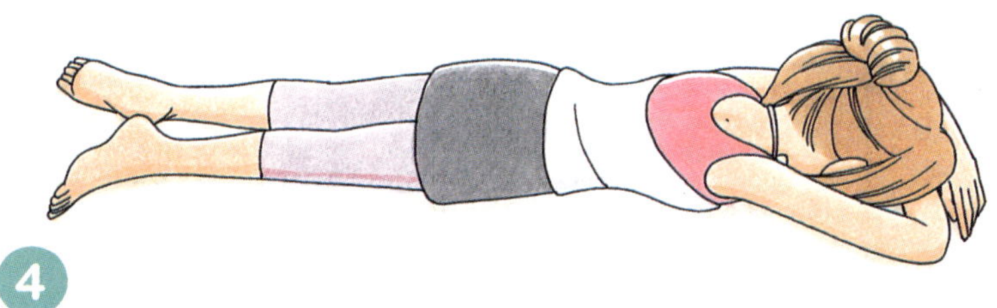

4

몸에서 힘이 빠지면, 엎드린 상태에서 손은 뻗은 채로 있어도 되고 아니면 구부려도 상관없다. 목은 돌리기 편한 방향으로 돌린다. 팔, 어깨 등 힘을 뺀 상태에서 2분 동안 그 자세를 유지한다.

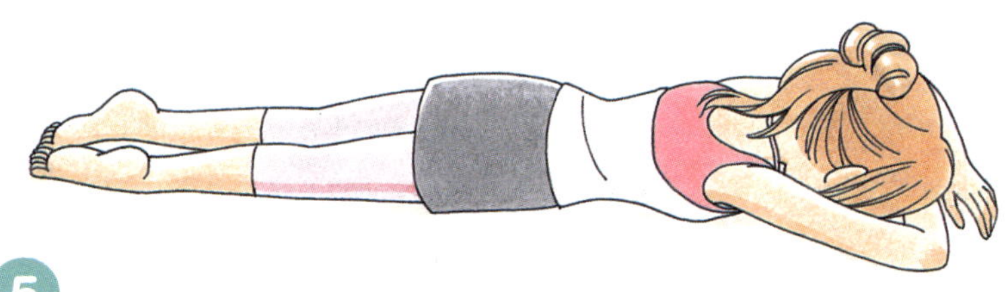

5

마지막으로 벌린 발끝을 천천히 모은다.

POINT

환상적인 S라인 만들기

골반이 서서히 움직이기 시작할 때에 반동을 이용해서 엎드리면 쓸데없이 힘이 들어가서 골반이 비틀린다. 그리고 급하게 머리를 들어올리면 피가 아래로 쏠려 어지러움을 느낄 수 있으므로 주의해야 한다.

일어나기 ❸

골반 열기 체조 '발 올리기 ①', '천천히 엎드리기 ②'를 했다면 이번에는 일어나는 법을 배워보도록 하자. 골반 닫기 체조와 마찬가지로 '일어나기'를 제대로 하지 않으면 지금까지 한 모든 체조를 처음부터 다시 해야 한다. 호흡 타이밍을 포착하고 제자리를 찾은 골반을 유지하자.

:: 고양이 기지개 켜는 자세 ::

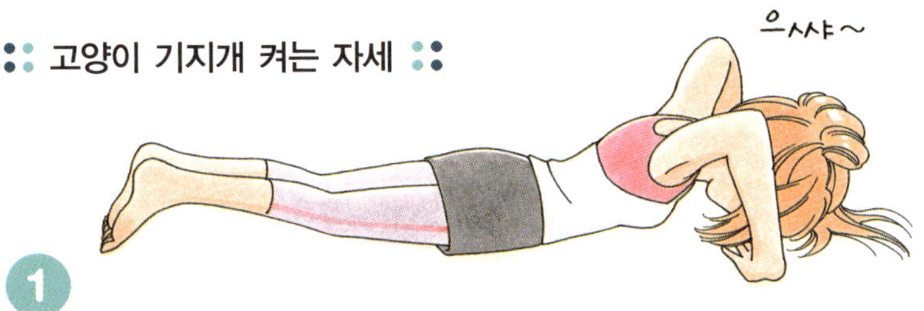

1

숨을 들이쉬면서 두 손을 귀 옆에 놓는다. 머리를 바닥에 붙인 채 팔 힘으로 몸을 일으킨다. 숨을 내쉬면서 머리를 붙인 채 상반신을 발쪽으로 끌어내린다.

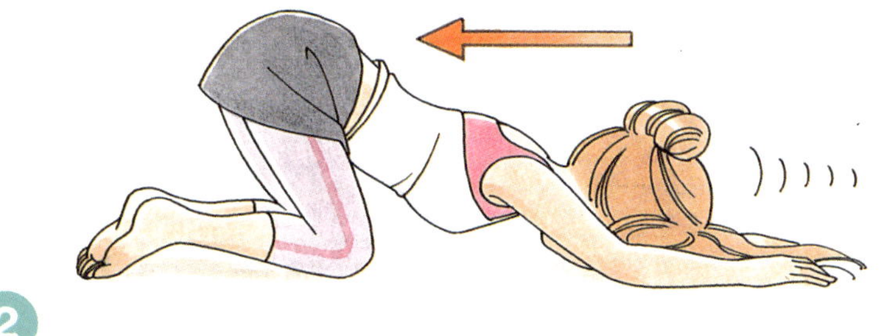

2

그대로 엉덩이를 들어올리고, 등을 쭉 펴서 '고양이 기지개 켜는 자세'를 만든다.

:: 오체투지 자세 ::

3

숨을 들이쉬면서 양손을 귀 옆에 둔다. 숨을 내쉬면서 머리를 바닥에 댄 채 팔을 펼 수 있는 한계까지 상체를 뒤로 끌어내린다.

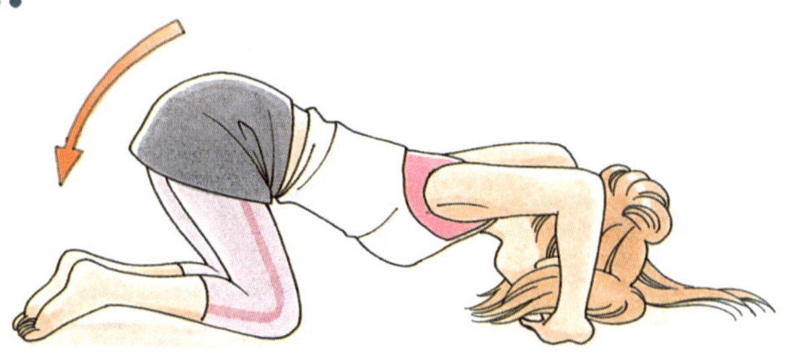

4

그대로 엉덩이를 발 위에 올리고, 스님들이 절을 하 듯이 오체투지의 자세를 취한다.

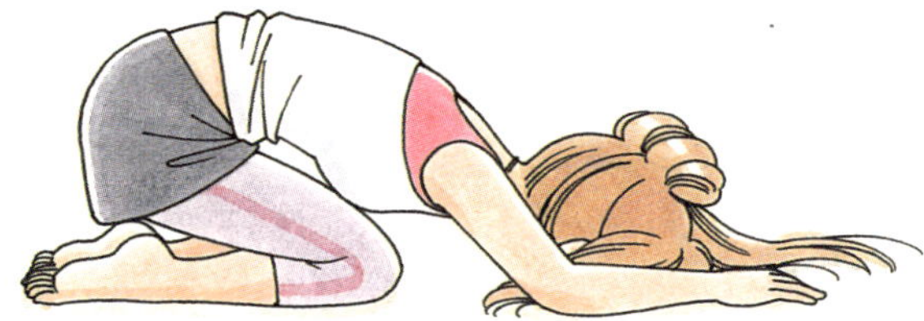

:: 스핑크스 자세 ::

5

숨을 들이쉬면서 머리는 바닥 에 댄 채 두 손을 귀 옆에 둔 다. 숨을 내쉬면서 엎드려서 팔굽혀펴기 하는 요령으로 상 체를 들어올린다.

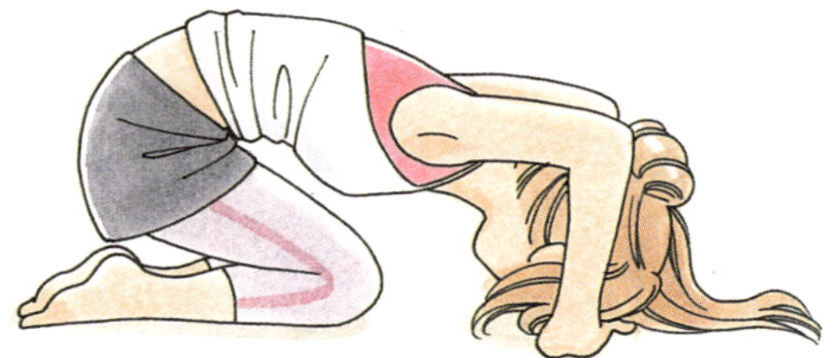

6

스핑크스와 같은 자세를 취하 고, 그 상태로 2~3회 심호흡 한다.

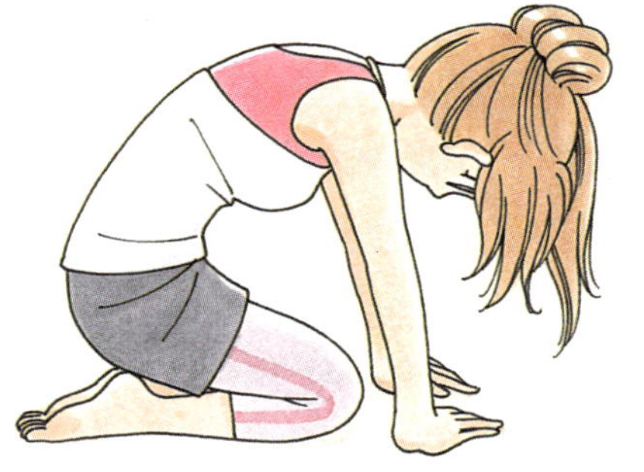

:: 사죄하는 자세 ::

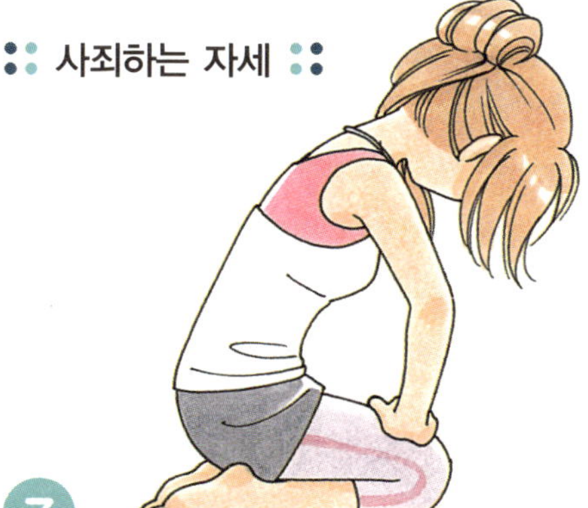

7

숨을 들이쉬면서 두 손을 무릎에 올린다. 숨을 내쉬면서 머리를 숙인 상태에서 팔 꿈치와 등을 편다.

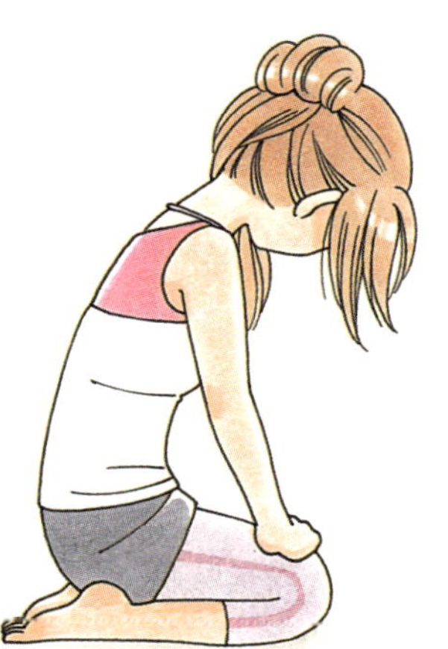

8

무릎 꿇고 사과하는 자세를 취한다.

9

숨을 들이쉬면서 두 손을 아랫배와 허벅다
리 사이 오목하게 들어간 곳에 올려놓는다.

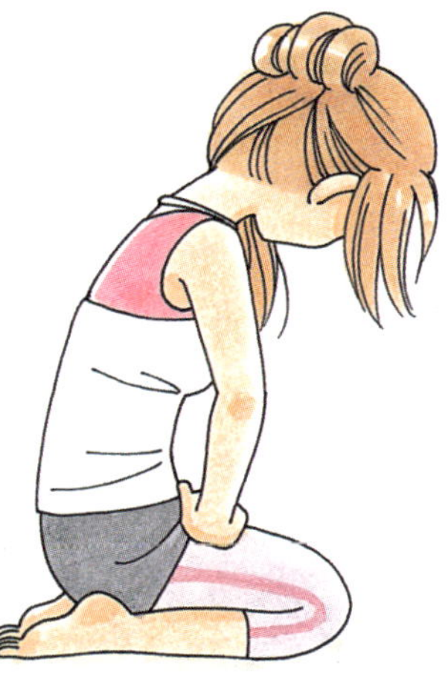

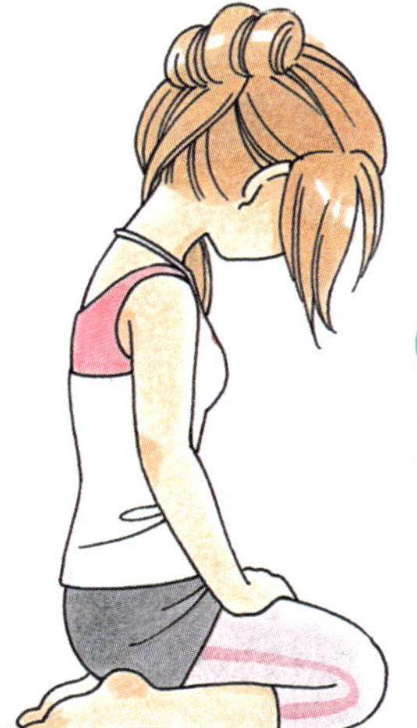

10

숨을 내쉬면서 머리를 숙인 상태에서
구부린 팔꿈치와 등을 편다.

11

그대로 숨을 내쉬면서 천천히 머리를 들어올린다.
이것이 바른 정좌 자세다. 이 상태에서 천천히 심
호흡을 한다.

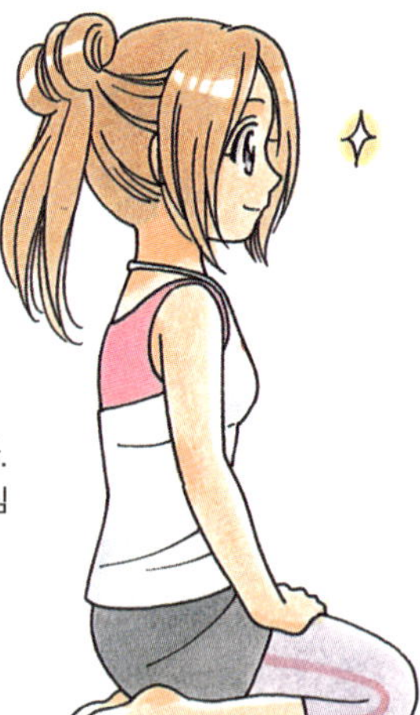

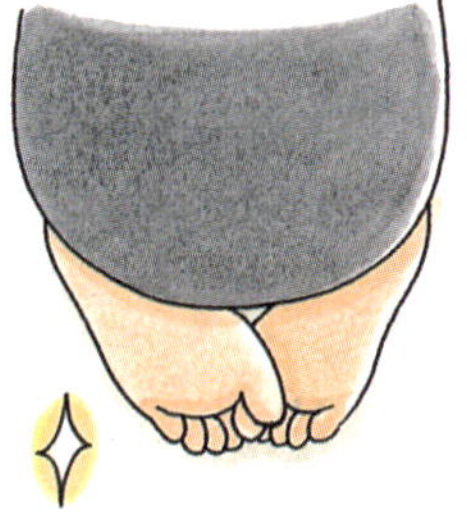

12

이때 엄지발가락을 포개놓는 것이 중요하다. 두 엄지
발가락을 포개고 있으면 오랜 시간 무릎 꿇고 정좌
로 있어도 피곤하거나 다리가 저리지 않는다.

:: 천천히 일어나는 방법 ::

일어나서 몸을 곧게 세우는 자세까지 취하면 체조는 한차례 끝이 난다. 여기까지의 과정을 일련의 동작으로 외울 정도가 되면, 당신의 골반은 올바른 위치에 자리 잡게 될 것이다.

1

110쪽의 ⑫에 나온 정좌한 자세에서 무릎을 편다.

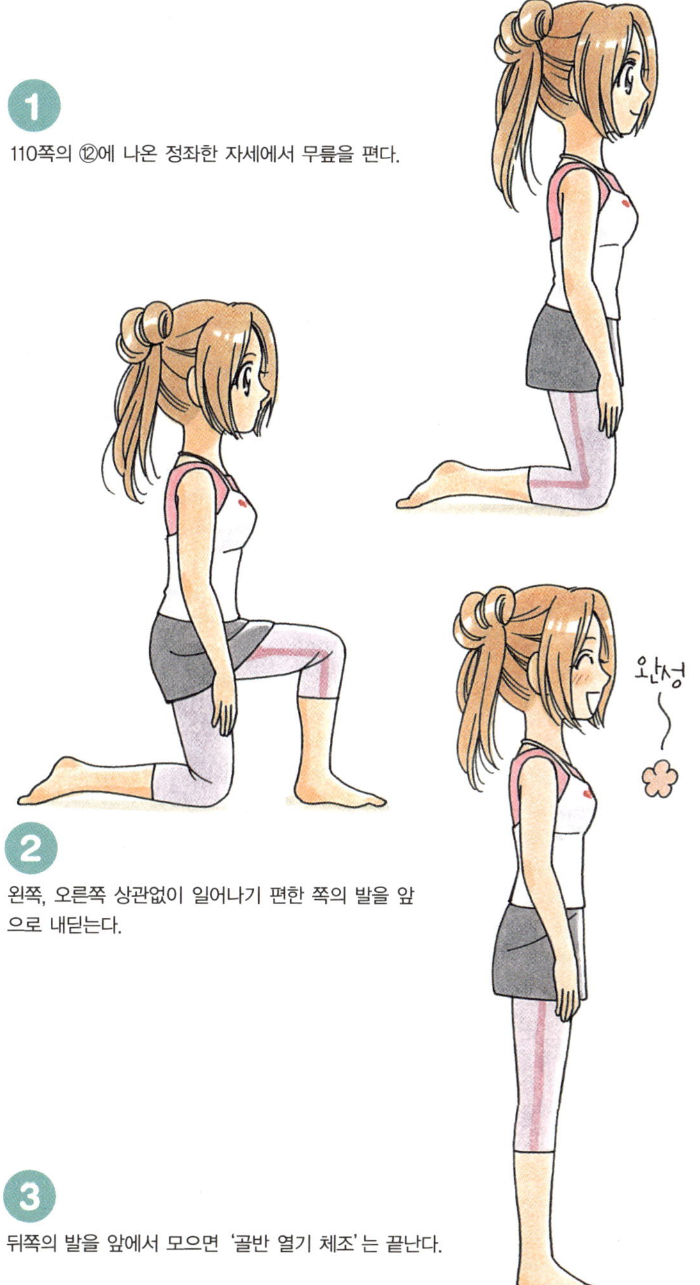

2

왼쪽, 오른쪽 상관없이 일어나기 편한 쪽의 발을 앞으로 내딛는다.

3

뒤쪽의 발을 앞에서 모으면 '골반 열기 체조'는 끝난다.

골반 바로잡기 A ④

골반이 닫힌 사람은 척추가 S자 곡선이므로 미골이 뾰족하다. 선골과 미골을 연결하는 선미관절을 열어주는 체조를 실시해 몸의 긴장을 풀어주자.

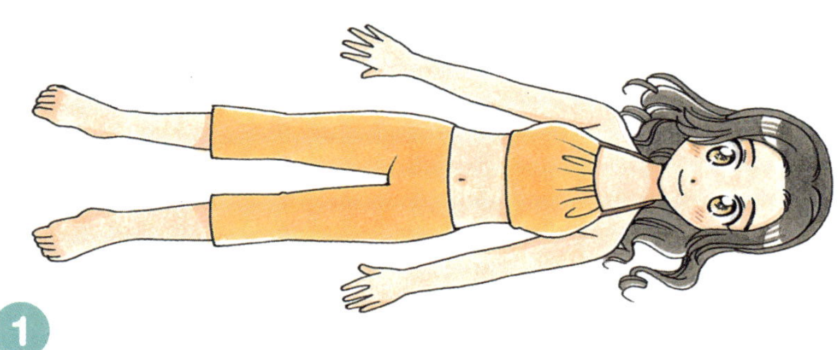

1

위를 보고 누워서 두 손을 자연스럽게 벌린다. 발은 어깨 너비 정도로 벌리고, 몸 전체에서 힘을 뺀 상태로 체조를 실시하자.

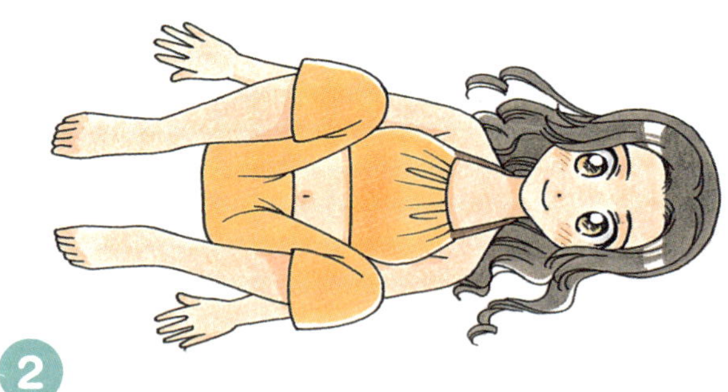

2

다리를 벌린 채 무릎을 구부리고, 자기 몸 쪽으로 천천히 끌어당긴다. 이때 좌우 다리는 동시에 구부리며, 양쪽 어깨와 선골로 몸을 받치는 듯한 느낌으로 실시한다.

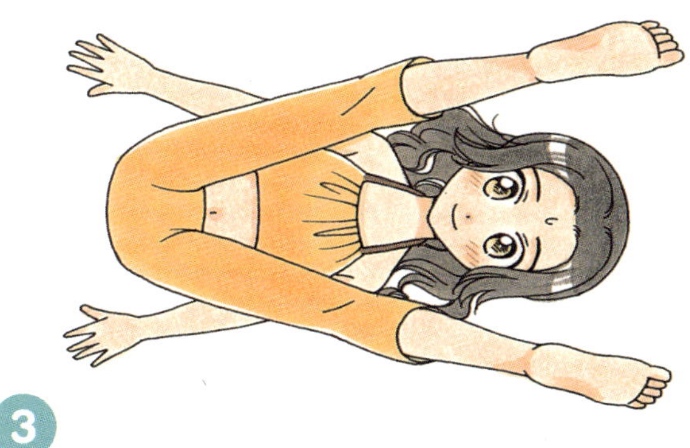

3

좌우 다리를 벌린 상태에서 구부린 무릎을 천천히 편다. 발끝도 어깨 너비 정도로 벌리고 쭉 뻗는
다. 무릎을 펼 때는 미골에서 선골 방향으로 의식하면서 조금씩 바닥에서 들어올린다.

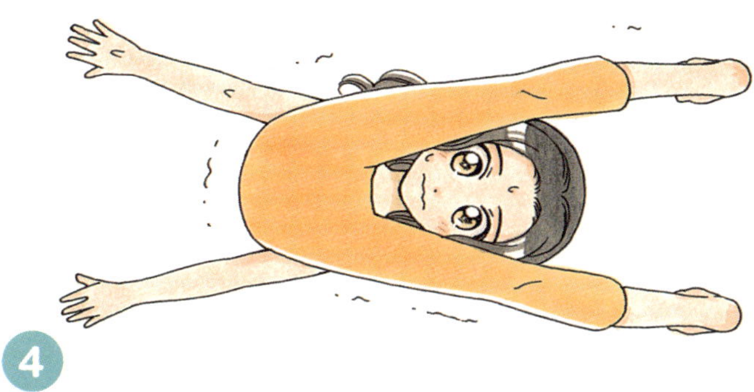

4

배꼽과 치골의 가운데 부위에 힘을 주면서 다리를 머리 쪽으로 천천히 넘긴다.

5

골반이 개방되어가는 느낌을 확인하면서 실시하자.
①～⑤의 동작을 천천히 5회 실시한다.

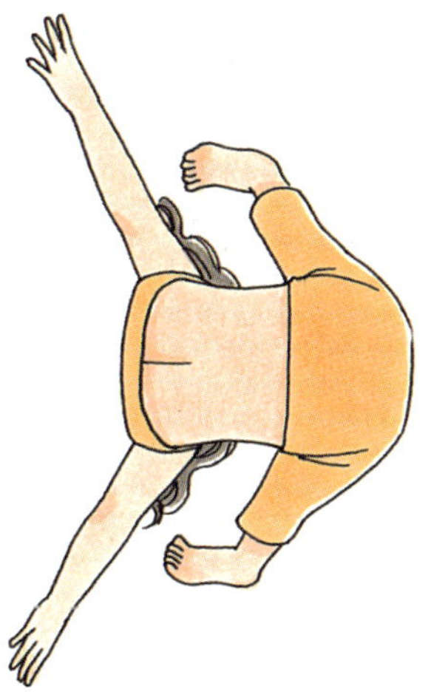

골반 바로잡기 B ❺

52~53쪽에서 견갑골이 닫힌 유형으로 진단을 받은 사람은 미골이 튀어나와서 수면 부족에 시달리는 경우가 많다. 굳어진 견갑골을 편안하게 풀어주기 위해서는 무릎 넘어뜨리기 체조를 통해서 골반이 움직이는 범위를 넓혀주어야 한다.

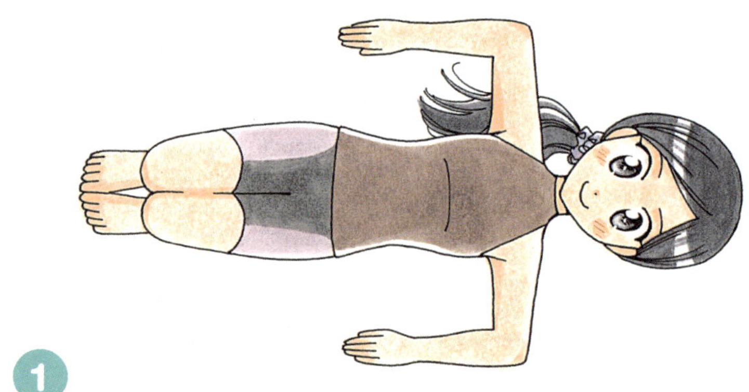

❶ 위를 보고 누워서 무릎을 세우고, 기본 팔꿈치 올리기(53쪽) 자세를 취한다. 손바닥은 아래를 향한 채 팔꿈치를 어깨 높이로 올린다. 어깨 힘을 빼고, 팔꿈치의 각도는 90도가 되게 한다.

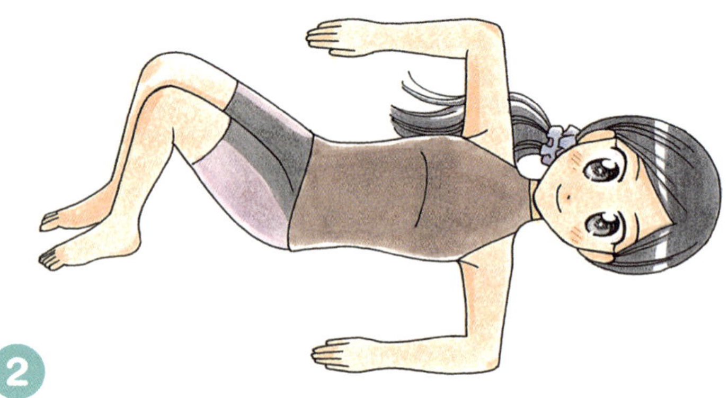

❷ 두 다리의 무릎이 떨어지지 않게 주의하고 허벅지를 긴장시킨 상태에서 무릎을 오른쪽으로 쓰러뜨린다. 선골과 장골을 연결하는 선장관절이 자유자재로 움직이는 감각을 느껴보자.

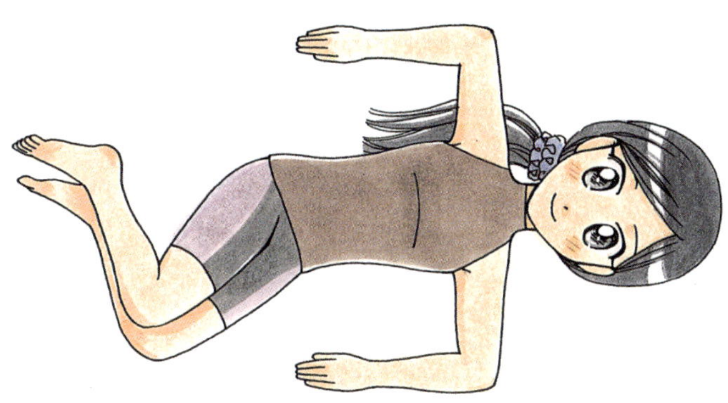

3

②와 같은 방법으로 이번에는 왼쪽으로 다리를 쓰러뜨린다.

POINT

환상적인 S라인 만들기
무릎을 쓰러뜨릴 때 동작이 어색한 방향은 골반이 굳어 닫혀 있는 쪽이다. 좌우 균등하게 이완시키도록 한다. ①~③의 동작을 천천히 20회 반복하여 실시한다.

닫힌 견갑골 & 골반을 튼튼하게!
견갑골 스트레칭 ❻

닫힌 견갑골을 연 상태에서 골반을 모아주는 체조다. 이 체조는 골반을 바로잡아줌과 동시에 견갑골도 좌우 균등하게 만들어주어 유연하고 건강한 몸매를 만들어준다.

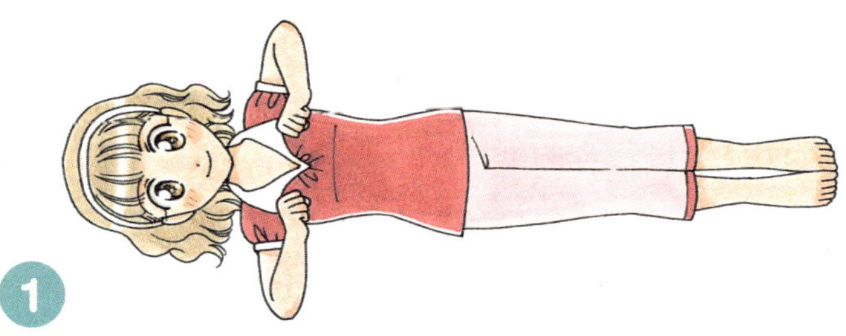

1 위를 보고 누워서 무릎을 쭉 뻗는다. 겨드랑이를 어깨 높이까지 크게 벌린다. 이때 어깨와 팔꿈치는 바닥에서 떨어지지 않도록 한다.

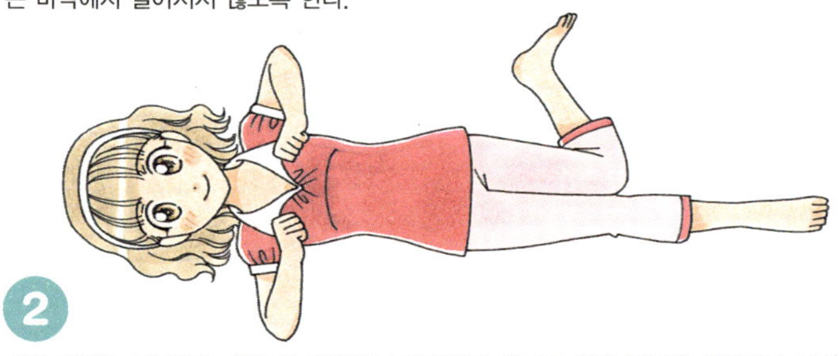

2 왼쪽 다리를 구부리고, 무릎이 바닥에서 떨어지지 않도록 왼쪽 골반을 안쪽으로 모아준다.

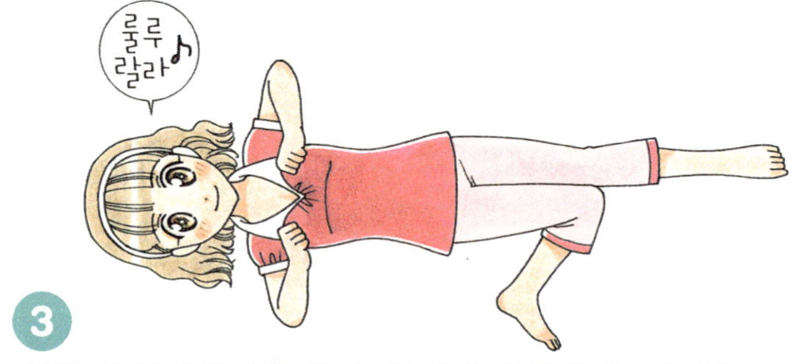

3 이번에는 반대로 오른쪽 다리를 똑같이 구부린 뒤에 골반을 안쪽으로 모아준다.

POINT

환상적인 S라인 만들기
스트레칭을 하는 동안 대퇴부가 긴장한 느낌이 든다면, 골반이 닫히는 방향으로 움직이고 있다는 증거다. 골반의 열고 닫는 움직임이 원활해지고, 좌우 불균형이 개선될 것이다.

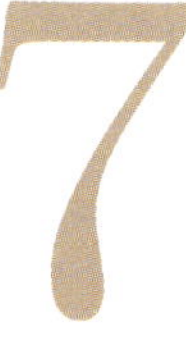

몸과 마음이 편해지는
골반 다이어트

마무리 체조

당신의 골반은 이제 상당히 유연하게 움직일 수 있게 되었을 것이다.
자, 끝으로 마무리 운동을 해보자.
두 팔과 복부, 몸 전체의 균형을 부분별로 바로잡아주고, 몸을 단시간에 변화시켜보자.
마무리 체조는 몸이 놀라지 않고 익숙해지도록 도와주는 역할을 한다.
그리고 스트레스가 쌓였을 때 마음의 긴장을 풀어주면서
기운을 북돋아줄 간단한 체조도 함께 소개하겠다.
모든 체조를 매일 하지는 않더라노
신체 중에 신경 쓰이는 부위가 있을 때 시도해보면 좋다.

양팔 당기기

이 체조는 팔의 군살도 **빼주고** 머릿속을 맑게 해주는 효과가 있다. 잠깐 쉬는 시간을
이용해서 머리와 몸에 에너지를 재충전하자.

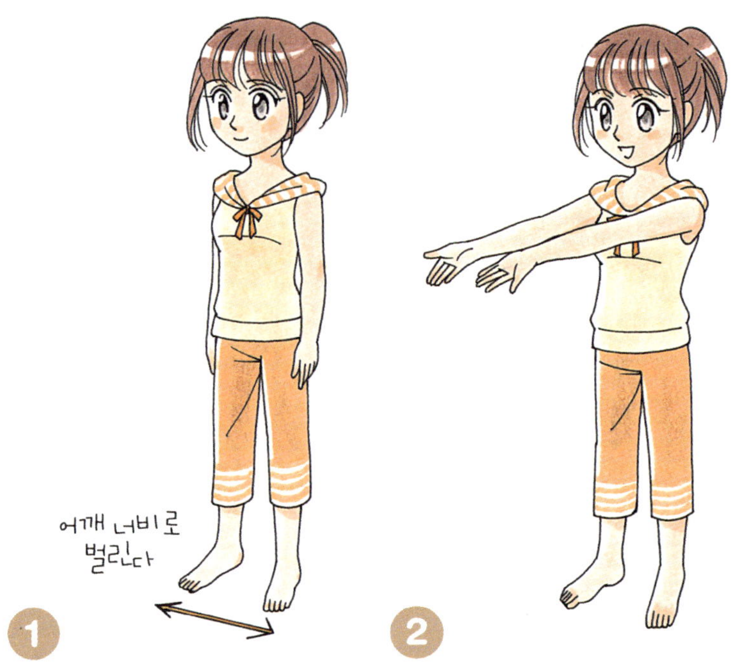

1 발을 어깨 너비 정도로 벌리고 똑바로 선다.

2 두 팔을 앞으로 뻗고 손바닥은 위를 향하게 한다.

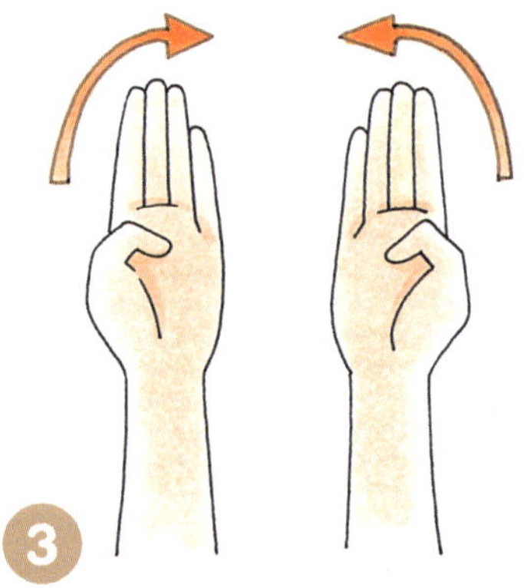

3 손바닥으로 엄지손가락을 감싼 뒤 힘을
꼭 준다.

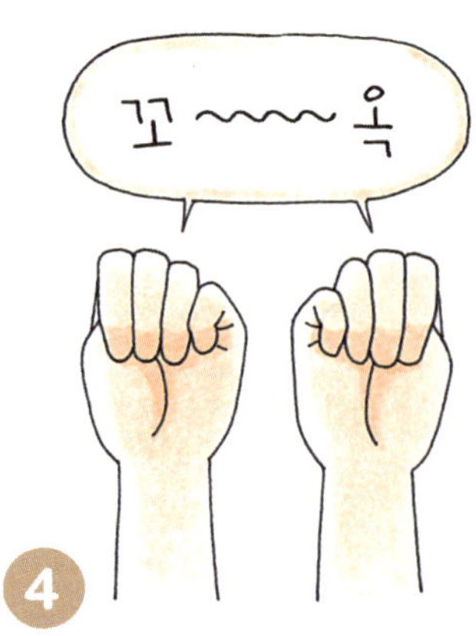

4 주먹을 꼭 쥔 채로 빙글 돌려서 아래로
향하게 한다.

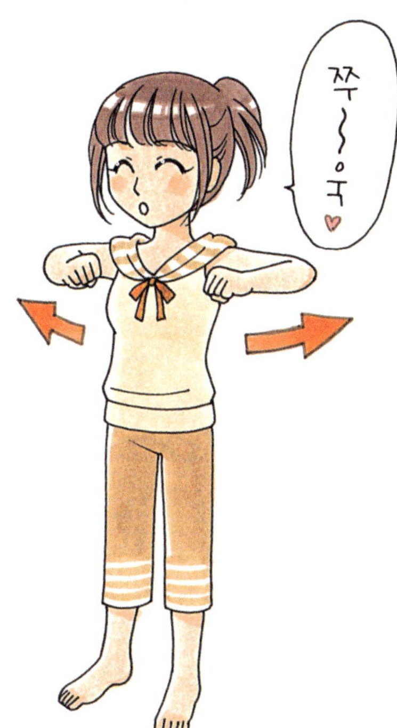

5

손을 쥔 채로 팔을 천천히 뒤쪽으로 당긴다. 끝까지 뒤로 당긴 다음, 힘을 빼지 말고 3초 동안 그 상태를 유지한다. 견갑골이 한가운데로 기울어진 모습을 상상한다.

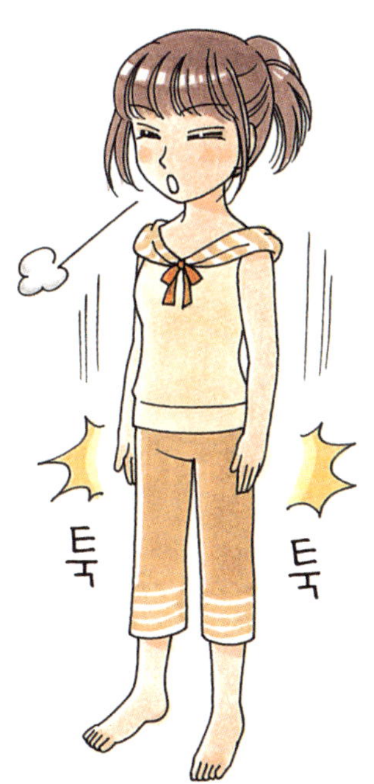

6

⑤의 상태에서 한 번에 팔의 힘을 뺀다. 이때 새끼손가락을 허벅지 바깥쪽에 부딪치듯이 두 팔을 떨어뜨린다.

POINT

환상적인 S라인 만들기

①~⑥의 동작을 3세트, 하루에 2~3회 실시하면 팔이 날씬해지고 탄력 있게 된다. 특히 책상 앞에 오래 앉아 있는 사람들에게 이 체조를 추천한다.

피지컬 모션

이제 골반 다이어트 체조를 총 마무리할 시간이다.

음악에 맞춰 몸을 흔들면서 몸 전체의 균형을 바로잡자. 체중을 이동시키면서 고관절을 굽히듯이 몸을 움직이면 엷게 땀이 배고 몸의 균형이 잡힌다.

∷ 좋아하는 음악을 들으면서 한다 ∷

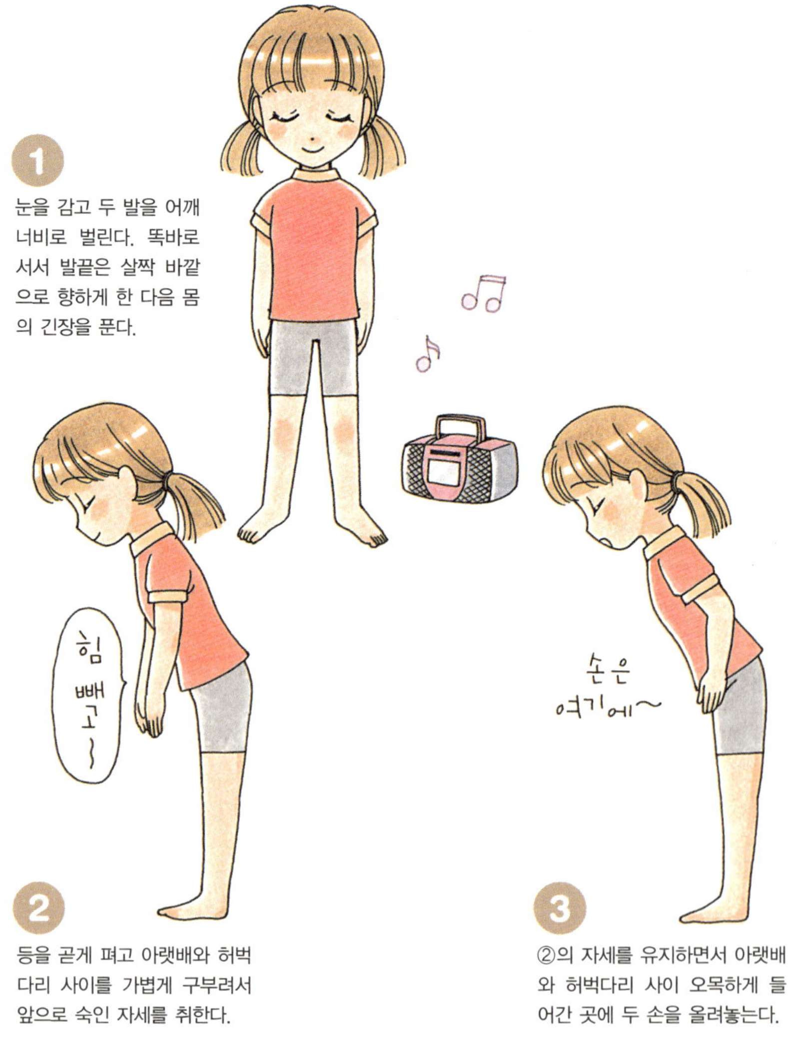

1 눈을 감고 두 발을 어깨 너비로 벌린다. 똑바로 서서 발끝은 살짝 바깥으로 향하게 한 다음 몸의 긴장을 푼다.

2 등을 곧게 펴고 아랫배와 허벅다리 사이를 가볍게 구부려서 앞으로 숙인 자세를 취한다.

3 ②의 자세를 유지하면서 아랫배와 허벅다리 사이 오목하게 들어간 곳에 두 손을 올려놓는다.

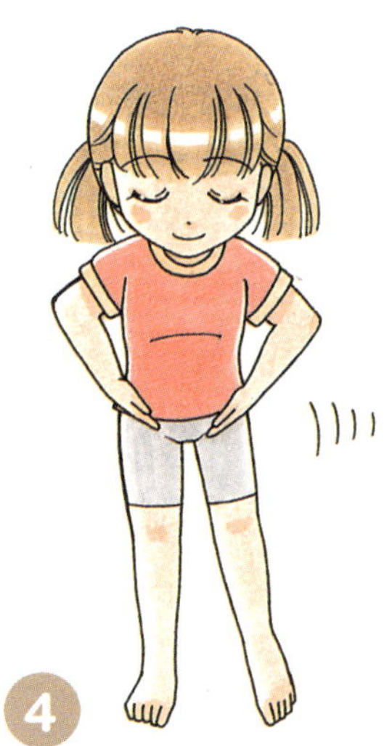

④ 오른쪽 발에 몸의 중심을 싣고 발바닥에 신경을 집중시킨다.

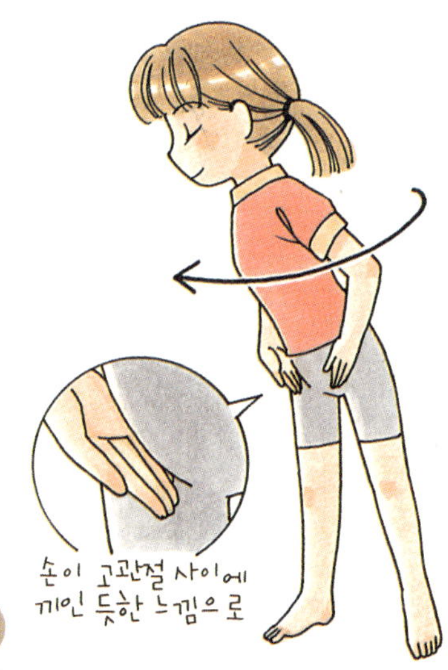

⑤ 체중을 이동시키면서 고관절을 구부리듯이 상반신만 오른쪽 발이 있는 방향으로 천천히 돌린다. 손이 고관절에 사이에 끼인 것처럼 한다.

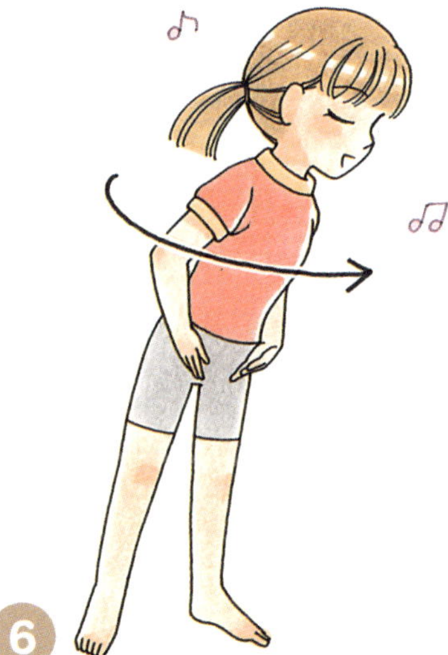

⑥ 음악에 맞춰서 왼쪽도 똑같이 발에 중심을 싣는다. 왼쪽 발바닥에 신경을 집중시키고 체중을 이동하면서 고관절을 구부리듯이 상반신만 왼쪽 발이 있는 방향으로 천천히 돌린다.

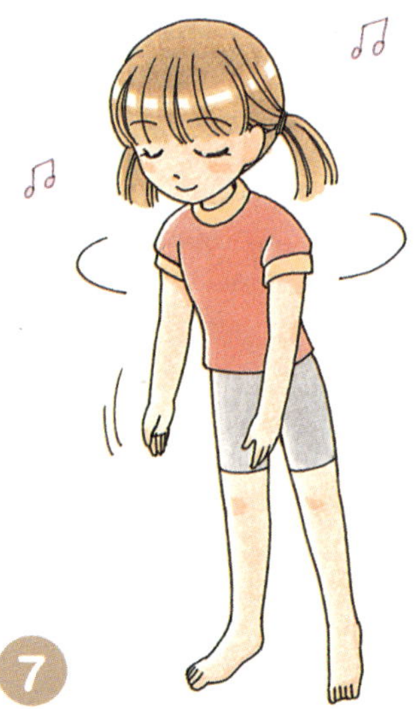

⑦ 감각을 익혔으면 손을 떼고, 상반신만 천천히 좌우 번갈아서 돌린다. 떨어뜨린 팔은 자연스럽게 흔들리게 둔다.

POINT

환상적인 S라인 만들기

좋아하는 음악 한 곡이 끝날 때까지 ①~⑥의 동작을 좌우 교대로 실시한다(약 30회). 몸을 뒤트는 것이 아니라 머리에서부터 아랫배와 허벅다리 사이의 오목하게 들어간 곳까지 일직선으로 움직인다. 몸이 젖혀지거나 중심을 실은 발이 기우뚱 기울지 않도록 주의한다.

만세 & 힘 빼기

쌓이는 스트레스를 제때 풀지 못하면 마음이 점점 불안하고 초조해진다. 골반의 움직임이 원활하지 못할 때도 사고회로는 제 역할을 다하지 못한다. 깊게 생각하지 않고 머릿속을 비우고 싶을 때는 근육의 신축 작용을 이용하여 머리를 맑게 하자.

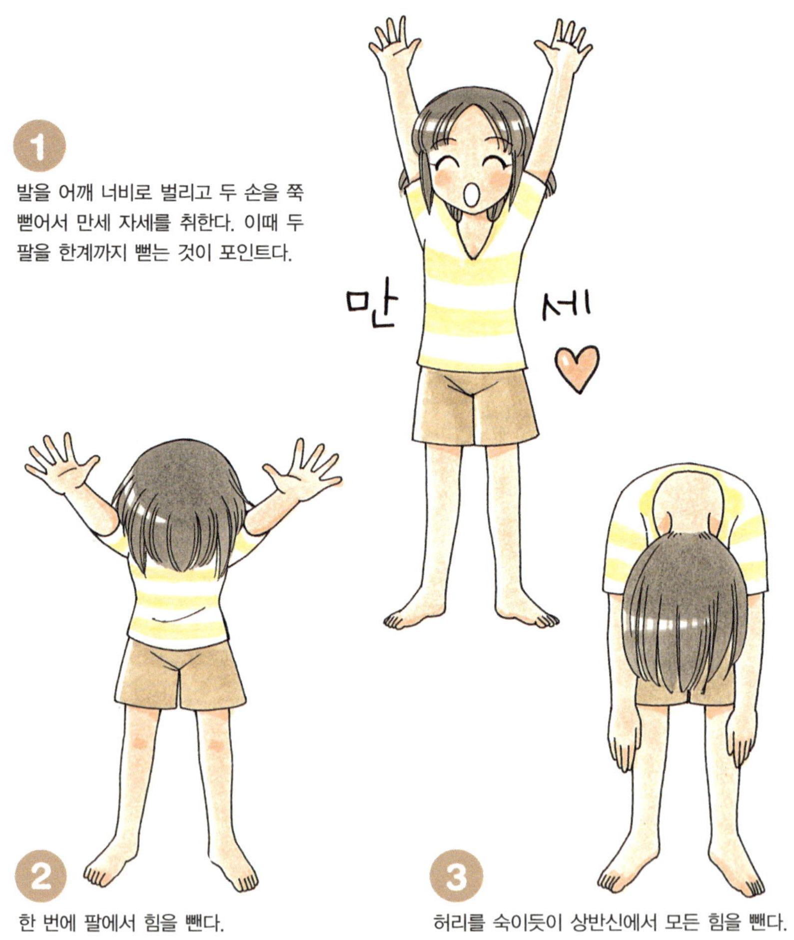

1 발을 어깨 너비로 벌리고 두 손을 쭉 뻗어서 만세 자세를 취한다. 이때 두 팔을 한계까지 뻗는 것이 포인트다.

2 한 번에 팔에서 힘을 뺀다.

3 허리를 숙이듯이 상반신에서 모든 힘을 뺀다.

POINT

환상적인 S라인 만들기
팔을 한껏 뻗고 몸 전체를 쭉 펴고 실시한다. 힘을 뺄 때는 한 번에 뺀다.

다리 꼬고 상체 흔들기

왠지 기운이 없이 의욕도 뚝 떨어졌다면 몸의 면역력이 저하됐기 때문일 수도 있다. 그럴 때는 면역세포의 생성이 촉진되도록 흉선(가슴선)을 자극해주면 좋다. 이 체조와 의자에 앉아서 하는 상체 비틀기 체조(29쪽)를 함께 실시하면 두 배로 효과를 얻을 수 있다.

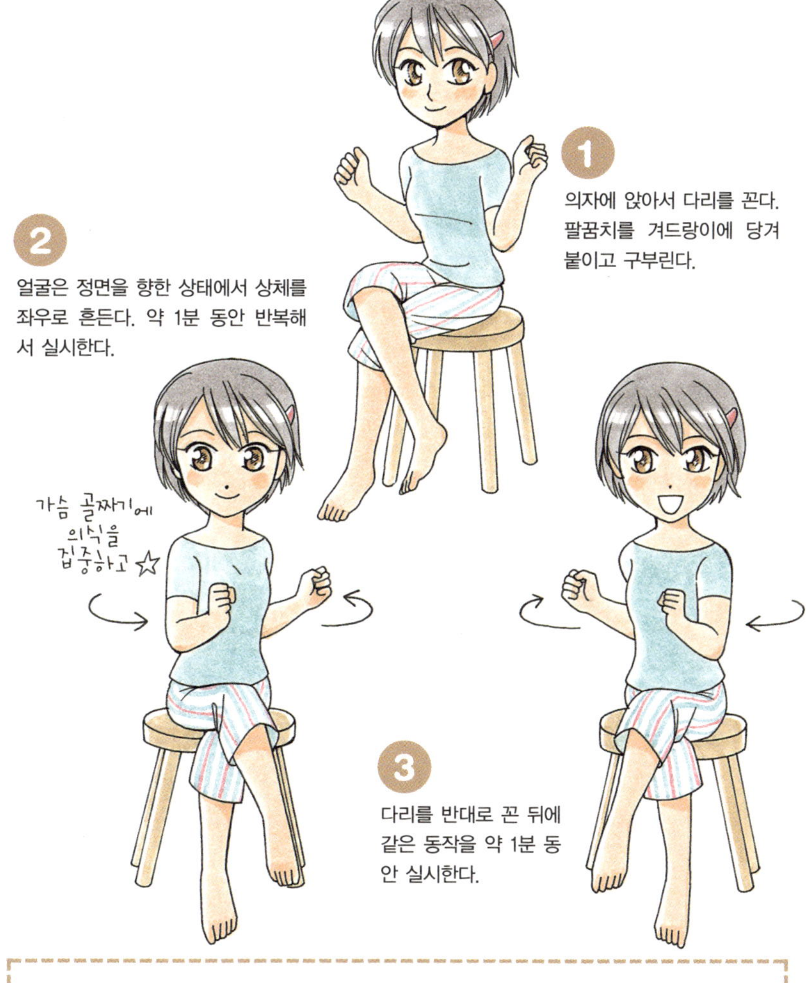

POINT

환상적인 S라인 만들기
가슴을 펴고 가슴 골짜기 주변에 의식을 집중하면서 체조를 실시한다.

발가락 오므리기

기온의 변화가 심한 계절이나 몸 상태가 좋지 않을 때에는 설사를 하게 되거나 소화가 잘 안 된다. 특히 골반이 닫힌 사람은 배를 따뜻하게 해주면 몸 상태가 좋아진다. 발끝의 냉증이 해소되면 온몸의 혈액 흐름이 활발히 이루어지고, 위장의 혈액 순환도 개선된다.

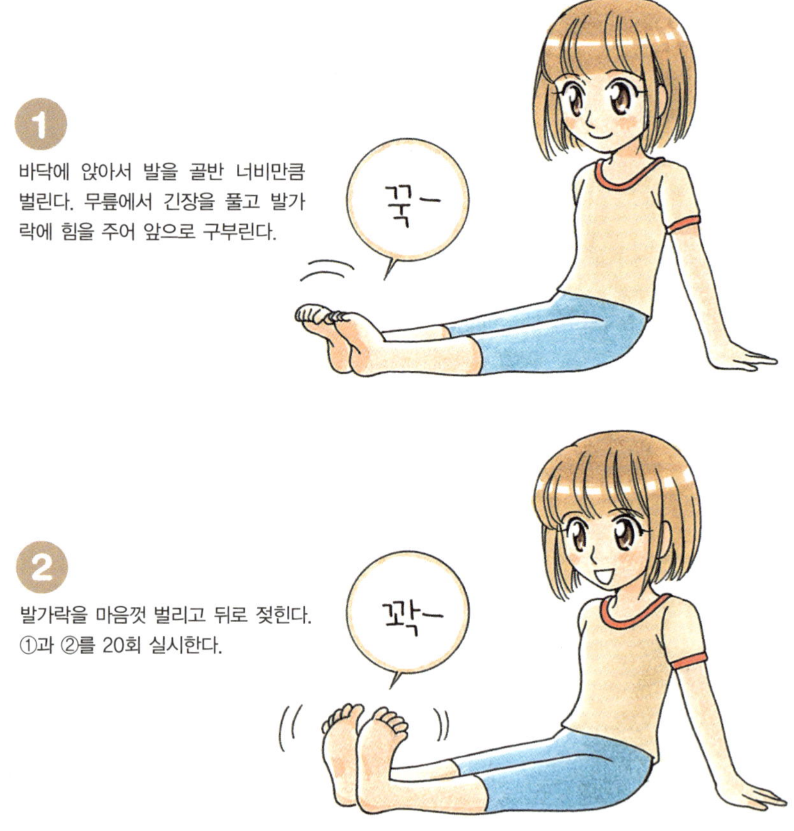

1

바닥에 앉아서 발을 골반 너비만큼 벌린다. 무릎에서 긴장을 풀고 발가락에 힘을 주어 앞으로 구부린다.

2

발가락을 마음껏 벌리고 뒤로 젖힌다. ①과 ②를 20회 실시한다.

POINT

환상적인 S라인 만들기
무릎을 가볍게 구부리고 앉아도 상관없다. 발가락을 잘 움직일 수 있게 되면, 손도 함께 속도를 빨리해서 실시해보자!

손 맞잡고 상체 흔들기

면역력이 떨어지면 기분이 가라앉고 스트레스를 많이 받게 된다. 우리 몸의 방어 시스템이 제 기능을 못해서 생기는 현상으로, 건강 상태가 나빠지거나 수면 부족, 권태감 등의 증상이 발생한다. 정신적으로도 영향을 받아 기분이 울적해진다. 그럴 때는 목욕이나 독서, 아로마테라피 등 각자 즐기는 방법으로 기분 전환을 한 다음에 의기소침해진 기분을 해소해줄 체조를 해보자.

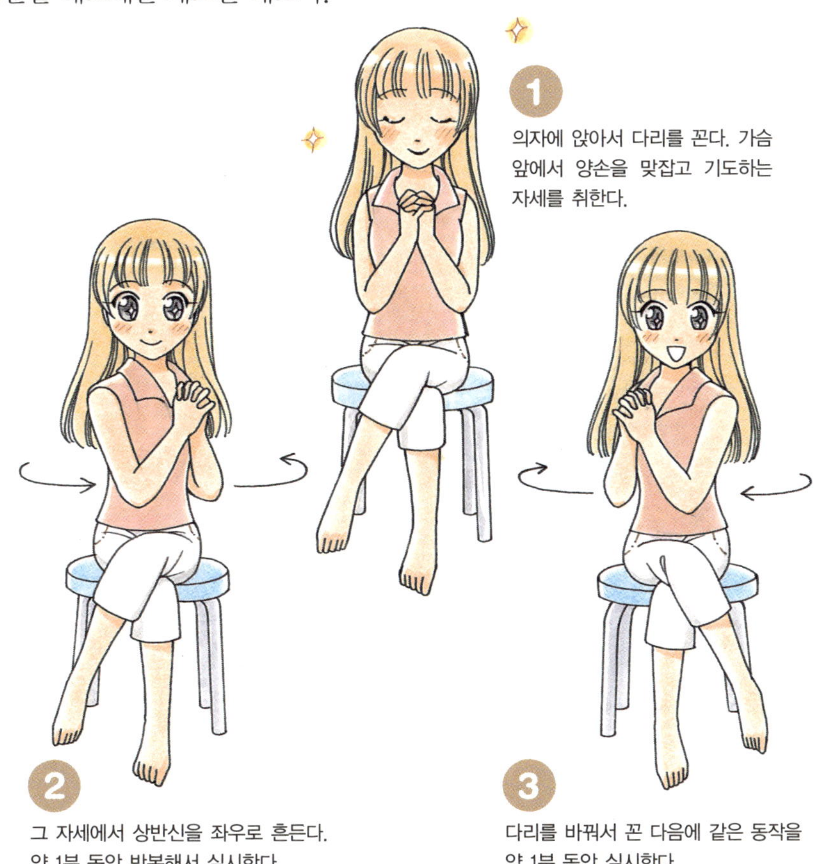

1 의자에 앉아서 다리를 꼰다. 가슴 앞에서 양손을 맞잡고 기도하는 자세를 취한다.

2 그 자세에서 상반신을 좌우로 흔든다. 약 1분 동안 반복해서 실시한다.

3 다리를 바꿔서 꼰 다음에 같은 동작을 약 1분 동안 실시한다.

POINT

환상적인 S라인 만들기
얼굴은 정면을 향한 자세를 유지하는 것이 중요하다.

무조건 쉬고 싶을 때
다리 올려놓기

일상생활에서 여러 가지 일을 겪다 보면 침대에 누웠는데도 흥분이 진정되지 않는다. 그 때문에 편안히 잠들지 못한다. 이럴 때에는 머리에 지나치게 몰린 피를 다리 쪽으로 보내주는 것이 좋다. 발을 위로 올리면 피가 몸 전체에 돌기 시작해서 긴장이 풀린다.

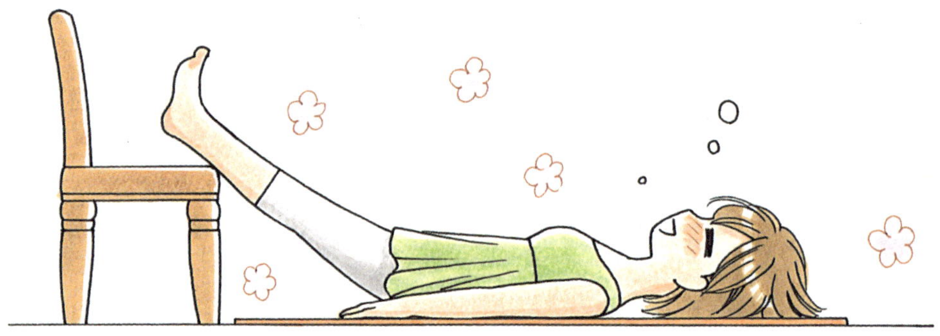

위를 보고 누워서 의자 등에 발을 올려놓는다. 이때 무릎은 뻗은 채로 힘을 뺀다.

POINT

환상적인 S라인 만들기
양손을 머리 위로 쭉 뻗어 만세 자세를 취하면, 겨드랑이 아래와 어깨 주변의 피 흐름이 좋아진다. 약 5분 동안 실시하면 머리가 맑아진다. 잠잘 때 쿠션 등을 발아래에 받치는 것도 좋은 방법이다.

반신욕

하반신을 따뜻하게 해주면 신진대사가 활발해지고 몸속에 남아도는 수분이 땀으로 빠져나간다. 그와 더불어 부기와 피로가 해소된다. 또한 냉증, 생리통, 어깨 결림, 편두통 등도 사라지고 기분 전환에도 효과적이다.

꽃가루 알레르기가 있는 사람은 증상이 나타났을 때 반신욕을 하면 좋다. 코의 점막에 습기를 제공해서 꽃가루 자극에 강해진다.

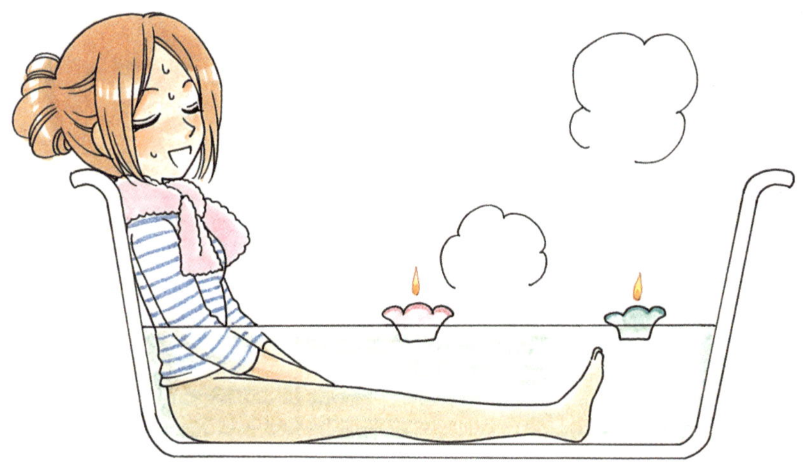

욕조에 45~47도 정도의 물을 받는다. 배꼽까지 물을 채우고 몸을 담근다. 좋아하는 음악을 듣거나 아로마오일 향을 즐기면서 긴장을 풀고 5~15분 동안 반신욕을 한다. 상반신에 땀이 배면 반신욕을 마친다.
상반신이 차가워지지 않게 티셔츠 등을 걸치고 목에는 수건을 두르는 것이 좋다.

옮긴이 구현숙
대학에서 일어일문학을 전공하고, 일본 외국어전문학교 일한통역과를 졸업했다. 일본계 지사에서 통역 및 번역 업무를 담당했으며,
현재 전문번역가로 활동하고 있다. 옮긴 책으로는 《내 몸의 독소를 빼는 주스 & 수프 다이어트》,
《내추럴 클리닝 – 먹는 재료로 청소한다》, 《내가 최고다》, 《나를 변화시킨 운명의 한마디》, 《수의 모험》 등이 있다.

사랑받는 몸을 만드는 골반 다이어트

초판 1쇄 발행 _ 2010년 5월 1일
초판 2쇄 발행 _ 2011년 1월 20일

지은이 _ 데라카도 다쿠미
옮긴이 _ 구현숙
펴낸이 _ 명혜정
펴낸곳 _ 도서출판 이아소

디자인 _ 고희선
종이 _ 대림지업
필름출력 _ 소다미디어
인쇄 _ 현문인쇄
제본 _ 바다제책
코팅 _ 서울코팅

등록번호 _ 제311-2004-00014호
등록일자 _ 2004년 4월 22일
주소 _ 121-850 서울시 마포구 성산동 591-4 대명비첸시티 1503호
전화 _ (02)337-0446 팩스 _ (02)337-0402

책값은 뒤표지에 있습니다.
ISBN 978-89-92131-29-2 13510

도서출판 이아소는 독자 여러분의 의견을 소중하게 생각합니다.
E-mail _ m3520446@kornet.net